中药贴敷

治百病

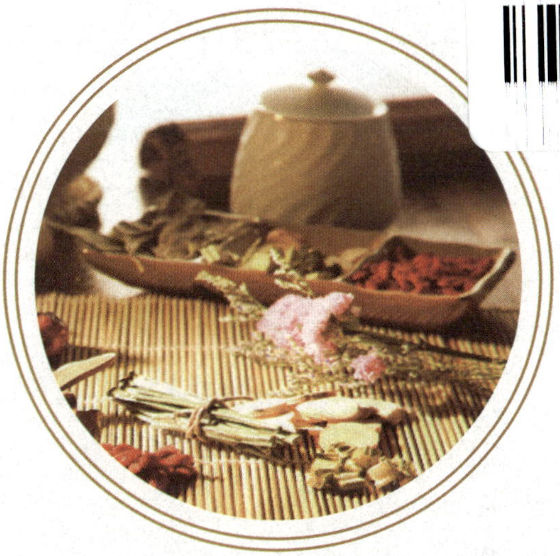

主　编　孔凡铭
副主编　田艳萍　段浩博　温晓燕
编　者　（按姓氏汉语拼音排序）
崔思远　丁秀领　董宏超　段浩博　郭莹莹
焦红莲　孔凡铭　李　悦　李文涛　刘慧玲
卢浩宇　路　娜　罗娅宁　马楠楠　孟　源
苗耀东　田艳萍　王艳松　王园园　温晓燕
肖美婷　信　文　杨　洁　于永超　张春雁
张馨月　张　瑶　赵国瑞　赵　魁　诸葛晶哲

天津出版传媒集团
天津科技翻译出版有限公司

图书在版编目（CIP）数据

中药贴敷治百病 / 孔凡铭主编. -- 天津：天津科技翻译出版有限公司，2025. 6 -- ISBN 978-7-5433-4637-6

Ⅰ. R244. 9

中国国家版本馆 CIP 数据核字第 2025DP8339 号

中药贴敷治百病

ZHONGYAO TIEFU ZHI BAIBING

出　　版: 天津科技翻译出版有限公司
出 版 人: 方　艳
地　　址: 天津市和平区西康路 35 号
邮政编码: 300192
电　　话: (022) 87894896
传　　真: (022) 87893237
网　　址: www.tsttpc.com
印　　刷: 三河市天润建兴印务有限公司
发　　行: 全国新华书店
版本记录: 710mm×1000mm　16 开　12.75 印张　240 千字
2025 年 6 月第 1 版　2025 年 6 月第 1 次印刷
定价: 59.80 元

目录

第一章 贴敷疗法的基础知识

第二章 内科常见病的贴敷疗法

第四章 妇科常见病的贴敷疗法

第五章 儿科常见病的贴敷疗法

第六章　皮肤科常见病的贴敷疗法

第七章　五官科常见病的贴敷疗法

第八章　肿瘤相关并发症的贴敷疗法

说明：本书所涉及的“处方”请在医生或药师的指导下使用，切勿擅用。

第一章

贴敷疗法的基础知识

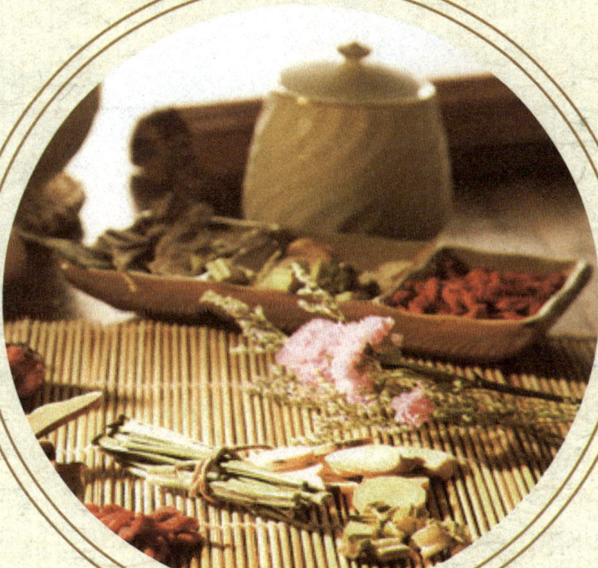

贴敷疗法简介

贴敷疗法也称外敷疗法，是一种常用的外治方法。贴敷疗法以中医学为理论基础，根据不同的病症，选择相应的药物，制成膏、丹、丸、散、糊、锭等制剂，敷于相应的体表部位或者穴位上。通过药物的经皮吸收或对体表部位及穴位的刺激，来调节人体气血津液、脏腑经络的功能，达到防病治病的目的。贴敷疗法不仅可以治疗局部病变，还能治疗全身性疾病。贴敷疗法能使药力直接作用于患处，用于治疗局部病症，还能使药力由表及里，或者通过穴位循经络作用于全身。在我国贴敷疗法由来已久，相关的中医典籍里也有记载。近几年，贴敷疗法得到了一定发展，被越来越多的人熟知和应用。

贴敷疗法应用广泛、适应证广、疗效显著，能够达到安全防病的目的。贴敷疗法还可调理慢性疾病，广泛应用于内科、外科、妇科、儿科、五官科、皮肤科、骨伤科、神经科、精神科等各科临床疾病的治疗，尤其对呼吸系统、消化系统、泌尿系统、内分泌系统、心血管系统等几大类疾病的效果较好。

贴敷疗法的特点

贴敷疗法以中医的基础理论为指导，以中医的整体观念和辨证论治为前提，建立在病因病机、四诊八纲、脏腑经络等原则的基础上。贴敷疗法的理论与内治法的理论相同，都是根据疾病在表在里、在脏在腑、虚实寒热、标本缓急的不同，采用不同的方法。不过两者的给药途径不同。贴敷疗法用药不经过脾胃，对脏腑的损伤十分微弱，对老弱病残及不能纳药的患者极为适宜。

贴敷疗法几千年来一直在民间广泛流传，受到人民群众的喜爱。它能治疗多种病症，具有简、便、廉、验、捷等特点，不但能治疗一些常见病和多发病，还对一些疑难杂症和危重病症有着其他常规疗法不可比拟的疗效。

贴敷疗法是一种传统的医疗方法，具有较高的实用价值。如果深入研究此法，探索贴敷疗法的作用机制，将有利于挖掘中医传统疗法的精华，使之更好地为现代临床医学服务。

贴敷疗法的历史

贴敷疗法历史久远，早在远古时期，人类就学会用泥土、草根、树皮外敷伤口来止血。考古学家发现，大约在50万年前，北京猿人已经会用火取暖和烧烤食物。人类在烘火取暖的时候，发现热能缓解身体的疼痛和不适感。后来人类开始用兽皮或树叶包上烧热的石块、沙土、草木等，敷在四肢或者腹部，以此减轻或消除因受凉等原因引起的关节或者肢体部位的疼痛或不适感，这也许是贴敷疗法的雏形。《周礼·天官》中记载了治疗疮疡常用的贴敷药物疗法。《五十二病方》中记载“蛇啮：以桑汁涂之”，意思是说，将桑叶捣烂贴敷在被蛇咬伤的地方，能够止痛消肿。

贴敷疗法是古代医者在漫长的实践过程中，总结出的一套系统的方法，又简称为“贴敷”“敷灸”“敷药”“贴药”等。古代名医华佗，不仅擅长外科、针灸，还擅长贴敷疗法。《后汉书·华佗传》记载了他手术治疗“肠痈”，开腹缝合后“傅以神膏，四五日创愈”。张仲景在《伤寒杂病论》中也曾提到：“四肢才觉重滞，即导引、吐纳、针灸、膏摩，勿令九窍闭塞。”通过贴敷各种药膏治疗内科和外科疾病已经相当普遍。

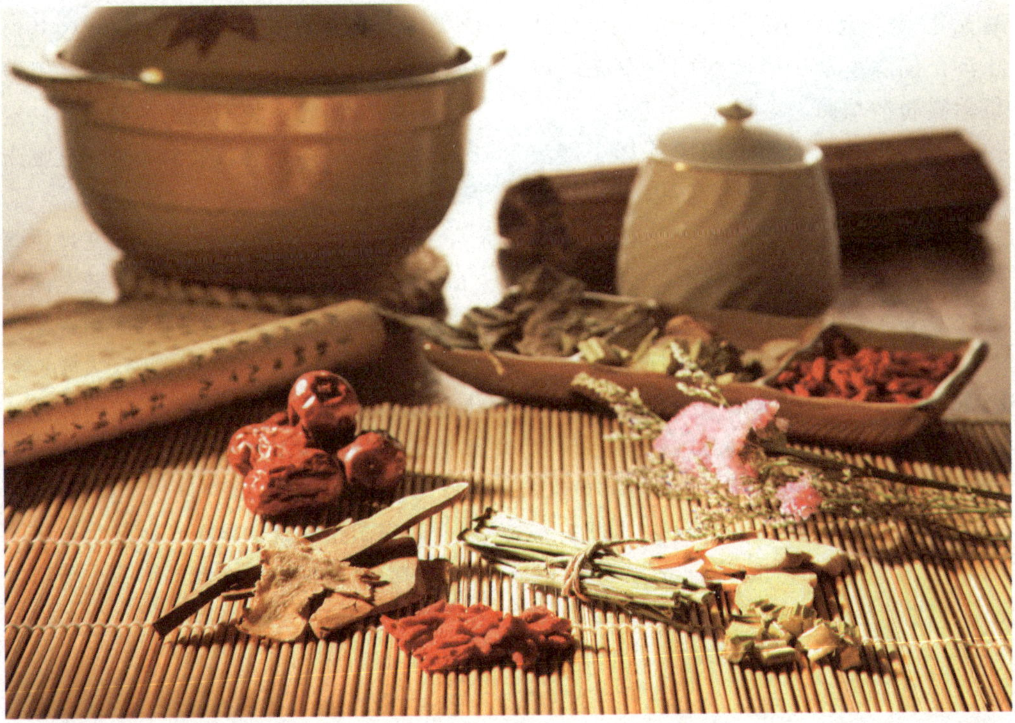

晋代葛洪的《肘后备急方》，不但在治疗多种病症附有涂敷方外，还专门列出《治百病备急丸散膏诸要方》一篇，并有贴穴治内病的记载。尽管此文没有明确指出贴敷的具体穴位，但它依然是贴敷疗法与针灸穴位相结合进行治疗的最早记载。西晋的《崔氏方》还记载了黑膏药的熬制方法。

医学在唐宋时期有了很大的发展，这个时期的主要著作有《备急千金要方》《外台秘要》《太平圣惠方》《针灸资生经》等，汇集了大量有效的贴敷药方，其中很多贴敷在穴位上的药方，如麝香膏、紫金膏、太乙膏、阿魏化痞膏至今仍在应用。

唐代医家孙思邈的《备急千金要方》中记载："治虚寒腹痛、上吐、下泻，以吴茱萸纳脐，帛布封之。"孙思邈又在《千金翼方》中记载："治霍乱吐泻，筋脉挛急……此病朝发夕死，以急救暖脐散填脐。"除上述记载之外，孙思邈用东壁土敷脐，或用苍耳子烧灰敷脐，或用露蜂房烧灰敷脐以治疗脐中流水，留下了许多与贴敷疗法相关的记载，唐代王焘的《外台秘要》也有许多脐疗方的记录，如用盐和苦酒涂脐治疗二便不通等，这对后世贴敷疗法的应用产生了深远影响。

宋代的《圣济总录》《南阳活人书》两书，记载了很多药物填脐的方剂。例如，《圣济总录》中记载："腹中寒冷，泄泻久不愈，暖脐膏贴脐，则病已。""治膀胱积滞，风毒气胀，小便不通，取葱津始钢壳许，入腻粉调如液，封脐内，以裹肚系定，热手熨，须臾即通。"《南阳活人书》中记载，用葱白烘热敷脐治疗"阴毒腹痛，厥逆唇青挛缩、六脉欲绝者"。可见，宋代应用贴敷治病已相当普遍。

明代的很多著作中，也把贴敷作为一种治疗方法，专门予以记述。其中，应用穴位贴敷的记载许多。例如，明代《普济方》记载："鼻渊脑泻、生附子末，葱涎如泥，置涌泉。"李时珍的《本草纲目》记载："治大腹水肿，以赤根捣烂，入元寸（麝香）贴脐心，以帛束定，得小便利，则肿消。"

清代医家赵学敏的《串雅内编》和《串雅外编》两书中均载有不少民间药物贴脐的验方，其中有"治水肿病，小便不通，以甘遂末涂脐上，甘草梢煎汤液服之"。此外，治疗腰痛以生姜、水胶共煎成膏，用厚纸摊贴脐眼；治疗痢疾用绿豆、胡椒、麝香、胶枣共捣烂贴脐等。这时记载的方子简单且有效，如今仍被临床所沿用。

进入当代，贴敷疗法无论是在理论研究还是在临床应用方面都得到了较全面的发展。《穴敷疗法聚方镜》《中国灸法集粹》《中国膏药学》《中华脐疗大成》等专著较系统地整理和阐述了穴位贴敷疗法的理论和临床应用范围，使这个疗法得到进一步完善和提高。膏药剂型也在不断改进，如伤湿止痛膏、咳喘膏、鸡眼膏等，将药物提取后制成橡皮膏的形式，使用更为方便。

贴敷疗法的原理和作用

中医学认为，人体是以五脏为中心，通过经络系统，把五脏六腑、五官九窍、四肢百骸等全身组织联系成有机的整体，并通过精、气、血、津液的作用，来完成机体的功能活动。人体在结构上是一个不可分割的整体，在功能上是相互协调、相互为用的，并且和外界自然环境关系密切。自然环境影响改变着人体的变化，人体也适应着不断改变的自然环境，二者协调平衡，使机体功能保持旺盛，带来顽强的生命力。这种机体自身整体性和内外环境的统一性，不仅体现在人体生理、病理的相互联系上，也体现在根据其内在的联系而指导疾病的治疗上。治疗方法上的内病外治即是此理。贴敷疗法即是在整体观念及辨证论治的指导下，通过外界刺激来调节机体内部病变。

贴敷疗法与中医其他疗法相同，都以中医整体观念和辨证论治为前提。清代外治法专家吴安业说：“外治之理，即内治之理，外治之药，亦即内治之药，所异者法耳。”这句话的意思是，内治法和外治法中的理、方、药三者相同，只不过方法各异而已。

贴敷疗法可用于治疗多种疾病，其原理和内服一样，只不过给药途径不同。服药须先丁经脉，能入者乃是药物的气味。贴敷之药切近皮肤，进入肌肉之中。也同样能使药的气味透过皮肤直达经脉，摄于体内，融化于津液之中，与之合而为一，具有内外一贯之妙。

贴敷疗法发生功效多因药物贴于皮肤，通过药物的渗透、吸收或药物对穴位的刺激，进而对局部发生直接作用或通过经络实现传导，达到刺激机体、调整系统功能的效果。在经络理论中，皮部是经脉功能反映于体表的部位，也是络脉之气散布的所在，居于人体最外层，是机体的保卫屏障，具有卫外、安内的功效，起到对外接受信息、对内传达命令的作用，是机体的感受器和效应器。因此，皮部在人体的生理、病理和治疗中有着十分重要的通信联络作用。贴敷是借助药物贴于皮部，对体表形成特定刺激，并通过透皮吸收和经络刺激，激发并调整体内紊乱的生理功能，使各部位之间的功能协调一致，增强人体抗病能力，起到祛除邪气、疏通经络的作用，以达到扶正祛邪、治愈疾病的目的。

贴敷疗法对机体产生的作用大致可归纳为止痛、增强机体防御免疫功能和对体内生理功能重新调整等。

贴敷疗法的作用机制与经络息息相关。经络是人体组织的重要组成部分，是人体气血运行的通道，是沟通表里、上下的独特系统。“经”是主干，“络”是分支。经络系统包含十二经脉和奇经八脉两类。其中十二经络分为手三阳经、足三阳经、手三阴经、足三阴经；奇经八脉即任脉、冲脉、督脉、带脉、阴跷脉、阳跷脉、阴维脉、阳维脉。络脉有十五别络、浮络、外络。此外，还有十二经别、十二经筋、十二皮部等。它们构成了人体的经络系统，能沟通身体内外，网罗全身，维持机体内

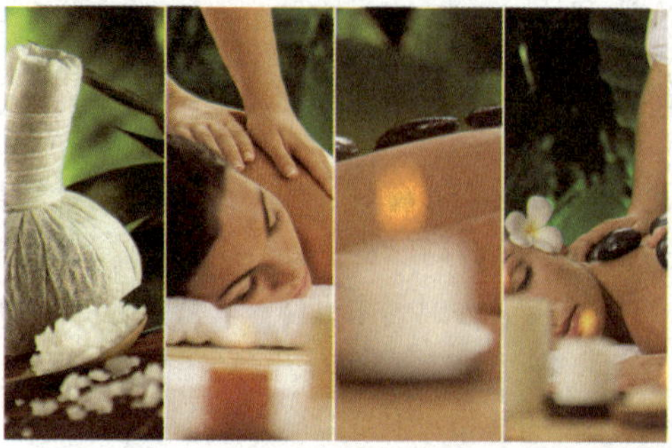

外环境的相对平衡。一旦机体遭受风、寒、暑、湿、燥、火的侵袭，或因七情、饮食、劳逸所伤，就会出现疾病。应用贴敷疗法治疗疾病，可通过药物的刺激，疏通经络、调理气血，恢复机体各部分的生理功能，从而达到治疗疾病的目的。

科学研究证明，皮肤表面具有大量的毛孔和汗腺管口，是药物进入人体内部的一种途径。实验也证明，皮肤各层组织，尤其是角质层表面具有一层半渗透膜，加上机体内脏与体表又有着种种特殊的联系，所以能够治疗疾病。

贴敷疗法分为冷敷法和热敷法。冷敷法是用冰凉的物体对患处或穴位进行冷疗的方法，主要用于热毒蕴结的实证，所用药的性味多苦、寒。热敷法又称热熨疗法、热敷贴疗法、药熨疗法，分为干热敷和湿热敷两种。干热敷是将中草药炒热或烧热后置于布袋内，将口袋扎紧，趁热敷于患部外表，以治疗疾病的一种方法，一般每次敷10～20分钟，每日2次。湿热敷是将中草药放入锅内煮沸，取其汁，趁热将毛巾浸透后拧干，根据需要折成方形或长条形敷于患部外表，为保持温度，两块毛巾交替使用，一般换3～4块毛巾即可。

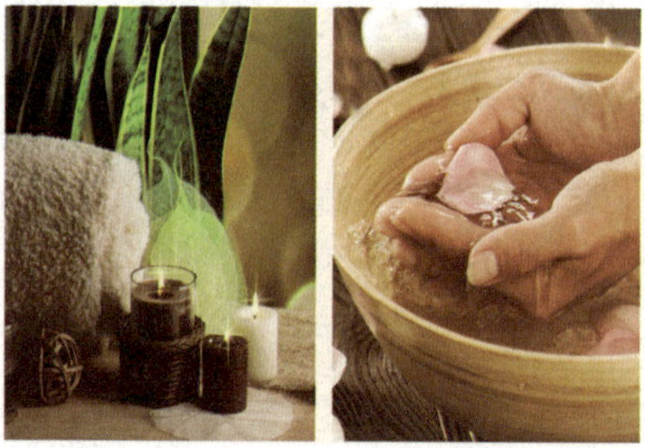

贴敷疗法的治疗原则

内科、外科、妇科、儿科、骨伤科、皮肤科的诸多疾病，贴敷疗法均适用，但必须在中医理论的指导下进行辨证施治。运用中药贴敷疗法治病，必须根据疾病的特点进行辨证立法、选方用药。临证的时候，通过望、闻、问、切四诊，结合阴、阳、表、里、寒、热、虚、实八纲，对错综复杂的病情进行分析、归纳，确定属于哪一部位、哪一经络、哪一脏腑，再进一步探明病因、病机，按轻、重、缓、急来立法选方。在选药时，还要药准量足，并选择适当的剂型和制法，以适应病情的需要，这就是外治法专家吴安业所说的“外治要求其本”的道理。归纳起来，中药贴敷疗法包括以下治疗原则。

讲究辨证论治

在具体应用时，必须进行辨证论治，才能取得比较满意的疗效。如果虚实不明、寒热不辨、表里混淆、阴阳不分地使用中药贴敷疗法，不但无法获得较好的效果，而且还会延误病情，甚至导致疾病恶化。因此，吴安业说：“外治之法，间有不效者，乃看证未明，非药之不效也。”他又说：“大凡外治用药，皆本内治之理，而其中有巧妙之处，则法为之也。”据考察，吴安业所著的《理瀹骈文》，全书内容始终坚持用阴阳五行、脏腑经络等理论来指导临床实践，把四诊八纲、理法方药融会贯通，使外治法锦上添花，能治疗各科多种疾病。

“因人制宜”“因地制宜”“因时制宜”

中药贴敷疗法和内服药物一样，必须根据患者的性格、年龄、体质、生活习惯、地域环境、四时气候变化等情况的不同而采取适宜的治疗，绝不能孤立地看待病证，机械地使用中药贴敷疗法，否则会影响疗效。因此，“因人制宜”“因地制宜”“因时制宜”的原则不能疏忽。

精选穴位

中药贴敷疗法在局部用药时，绝大多数是选取穴位施术的。在选穴时，必须遵循“欲清上焦，选中脘、肺俞、劳宫、内关；欲清中焦，宜选神阙、涌泉、中脘；欲清下焦，宜选气海、关元等穴；欲补五脏，宜选背俞穴；欲泻五脏，亦取背俞穴；欲救阳者，宜选关元、气海”等原则。正如吴安业所说：“若脏腑病，则视病之所在，上贴心口，中贴脐眼，下贴丹田，或兼贴心俞与心口对，命门与脐眼对，足心与丹田应”“若病在经，循其经而取之”。可见，外治法若能选穴准确，则疗效卓著。

知标本、明缓急

疾病分标本，病情分缓急，在应用中药贴敷疗法时，必须分清标本、辨明缓急，这样才能得心应手，使疾病痊愈。因此《素问·标本病传论》中记载：“知标本者，万举万当，不知标本，是谓妄行。”《素问·至真要大论》还记载：“急则治其标，缓则治其本。”所以选用中药贴敷疗法时必须先知标本，然后辨明缓急来治疗。

贴敷疗法的常用赋形剂

赋形剂是一种能够帮助药物附着、促进药物渗透吸收的物质。因此，选用适当的赋形剂，直接关系到贴敷治疗的效果。以下为现代敷贴疗法中常用的赋形剂。

水：可将药粉调为散剂、糊剂、饼剂等，既能使敷贴的药物保持一定的湿度，又有利于药物的附着和渗透。

盐水：味咸，性寒。盐水能软坚散结、清热、凉血、解毒、防腐，并能矫味。

酒：味甘、辛，性大热。酒能活血通络、祛风散寒、行药势、矫味矫臭。可起到行气、通络、消肿、止痛等作用，促进药物更好地渗透吸收。

醋：味酸、苦，性温。醋具有引药入肝、理气、止血、行水、消肿、解毒、散瘀止痛、矫味矫臭等作用。可解毒、化瘀、敛疮。

生姜汁：味辛，性温。生姜汁能升腾发散而走表。可发表、散寒、温中、止呕、开痰、解毒。

蒜汁：味辛，性温。蒜汁能行滞气、暖脾胃、消癥积、解毒杀虫。

凡士林：呈半透明状，主要是配制各种软膏、眼膏的基质，还可作为皮肤保护的油膏。凡士林黏稠度适宜，穿透性较好，能促进药物的渗透，可与药粉调和为软膏外敷。

鸡蛋清：有清热解毒之效，含蛋白质和凝胶，能增强药物的黏附性。鸡蛋清可使药物释放加快，但容易干缩和变质。

蜂蜜：味甘，性平。蜂蜜具有促进药

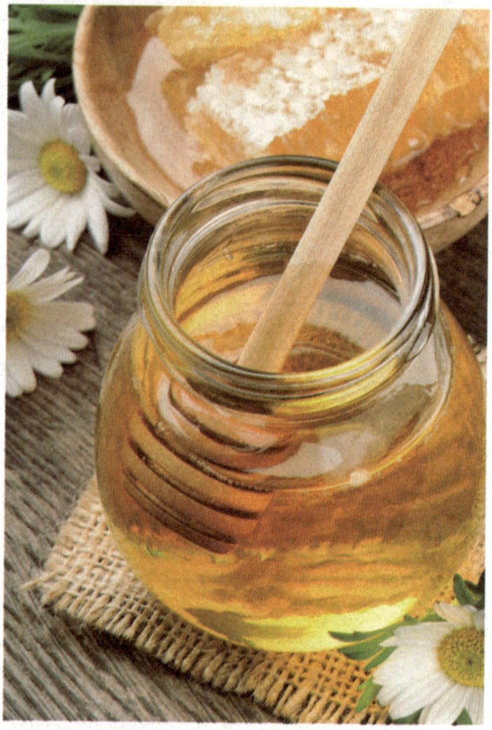

物吸收的作用，被称为“天然吸收剂”。蜂蜜不易蒸发，能使药物保持一定湿度，对皮肤无刺激性，具有缓急止痛、解毒化瘀、收敛生肌的功效。

麻油或植物油：可调和敷贴药。麻油或植物油能增强药物的黏附性，润肤生肌。

透皮剂：近年来新兴的一种制剂，可增加皮肤通透性，促进药物透皮吸收，增强敷贴药物的作用。目前临床常用的透皮剂为氮酮，是无色或微黄的透明油状液体，性质稳定，无毒、无味、无刺激性，且促透效率相当高，是理想的赋形剂之一。

贴敷疗法的常用剂型

散剂

将各种不同的药物研成粉末，根据制方规律，并按不同的作用，配伍成方，用时掺布在膏药或油膏上，或直接掺布于病变部位。这种药剂称为散剂，又称为掺药和粉剂。散剂的种类很多，用来治疗外科疾患，应用范围很广，无论肿疡和溃疡均可应用，其他如皮肤疾病、肛门疾病等也可使用。由于疾病的性质和阶段不同，应用时应根据具体情况选择用药，可掺布于膏药上、油膏上，或直接掺布于疮面上，或黏附在纸捻上再插入疮口内，或将药粉扑于病变部位，以达到消肿散毒、拔脓祛腐、腐蚀平胬、生肌收口、定痛止血、收涩止痒、清热解毒等目的。

散剂配制时，应研至极细。植物类药品，宜另研过筛；矿物类药品，宜水飞；麝香、樟脑、冰片、朱砂粉、牛黄等香料及贵重药品，宜另研后下，再与其他药物和匀，方可应用，否则用于肿疡药性不易渗透，用于溃疡容易引起疼痛。有香料的药粉最好以瓷瓶储藏，塞紧瓶盖，以免香气走散。近年来经过剂型的改革，可将药粉与水溶液相混合制成洗剂，或将药物浸泡于乙醇溶液中制成酊剂，便于患者应用。

膏剂

膏剂在使用上分3种类型。

软膏：软膏是用适当的基质（醋、酒、凡士林、猪油、茶油、蓖麻油、蜂蜜等）与药物粉末均匀混合制成的，是一种易于涂抹在皮肤、黏膜的半固体外用制剂。软膏基质在常温下是半固体，具有一定的黏稠性，但涂抹于皮肤或黏膜后能渐渐软化或融化，有效成分被缓慢吸收，持久发挥药效。

硬膏：硬膏是中医学传统的固体制剂。制法是将应用的药物放入麻油或其他油类内浸泡，煎熬至一定程度，去渣后加入铅丹、白蜡等收膏，是暗黑色膏药，再将膏药涂抹于布或纸等裱褙材料，以供贴敷于皮肤的外用剂型。其在常温下呈固体状态，36～37C° 时则熔化，可治疗局部或全身性疾病，并有机械性的保护作用，用法简单，携带、贮存方便。

浸膏：浸膏是一种半固体制剂。制作方法是将应用药物粉碎后，加入适量的水，并用锅煎熬浓缩制成的一种稠膏状物，用时贴敷于皮肤或穴位上。

糊剂

药物加工研成细末后，用酒、醋、蛋清、麻油等辅料，或用白开水冷却后拌药末成糊状，或用新鲜药物洗净后，直接捣烂成糊状，敷于患处。

酊剂

将药物浸泡于95%酒精（乙醇）或白酒中，浸泡时间一般春夏季为3天，秋冬季5～7天，用时将浸出液涂于局部。

锭剂

把药物研成极细粉末，加适当黏合剂制成纺锤形、圆锥形、长方形等不同形状的固体制剂。外用时可用水、醋、麻油等研磨或捣碎成粉，调和后涂于患处或穴位。这种锭剂多用于慢性病，减少了配制麻烦，便于随时应用。锭剂药用量较少，因此常用于对皮肤有一定刺激作用的药物。常用锭剂有紫金锭、万应锭、蟾酥锭等。

丸剂

丸剂俗称丸药，将药物粉碎成细粉后，再将细粉或药材提取物加适宜的赋形剂，如蜂蜜、蜡、凡士林等制成球形或类球形剂型。丸药的大小可根据患者及临床需要，灵活掌握。定型后的丸剂直接贴敷于一定部位或穴位上，然后用胶布固定。使用丸剂贴敷要注意丸剂的大小应适合相应孔窍，不能过大或过小。

饼剂

将药粉制成圆饼形进行贴敷的一种剂型。其制作方法是将药物研成细末，调拌辅料做成饼，也可将药物用水直接煎烂或将新鲜药物捣烂，调拌面粉成饼，并放入笼内蒸熟。此外，捣烂的新鲜药物或调拌油料类药物，可直接捏饼贴敷。

混剂

此自将新鲜的药物直接捣烂成泥敷于局部。

水渍剂

将应用药物加水煎熬，一般水位高于药物1.5厘米。熬至水量减至1/2时，用两块纱布浸透药液，轮换溻渍穴位，每次2～3小时，每日1次或3次。此法可使药气由外入内，无处不到，既可振奋气机、疏通经络，又可滋生津液、濡润器官。

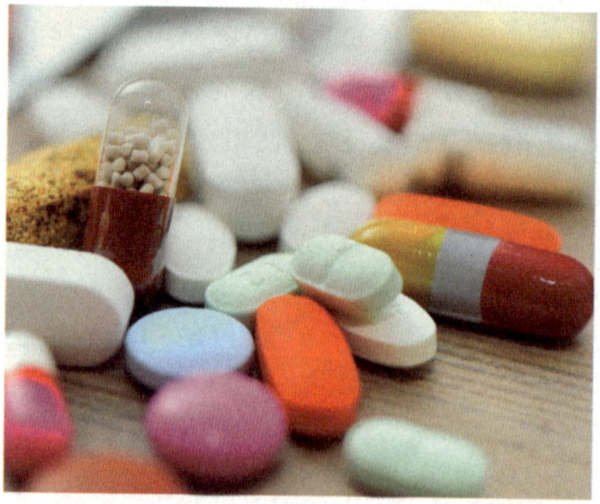

贴敷疗法的常用穴位

穴位是贴敷疗法的治疗区域，选好、选准穴位十分关键。贴敷穴位要和其他刺灸疗法一样根据症情予以最佳处方，还要注意，穴位不可选得过多，尽量少选关节或其他活动度较大部位的穴位，以避免贴敷时药剂脱落。另外，要根据一般标准选准穴位。在贴敷的过程中，根据穴位所在部位，可要求患者保持平卧、正坐、俯首、平肩等姿势，确保贴敷稳妥，防止药物流失。贴敷疗法的常用穴位可见于表1.1。

表1.1　贴敷疗法的常用穴位

穴位	位置	简易取穴	主治
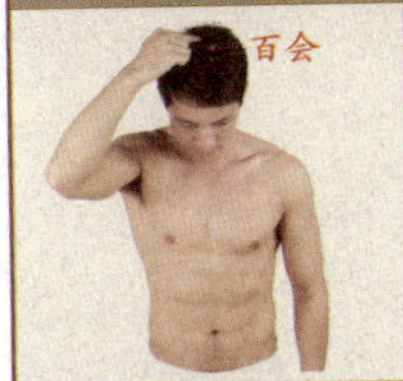	前发际正中直上5寸	两耳尖连线中点处	头痛、眩晕、中风失语、癫狂、脱肛、阴挺、不寐
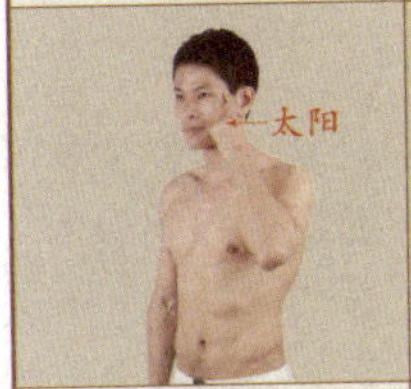	眉梢与外眼角之间向后约1寸处凹陷中	眉梢延长线与外眼角延长线之交点处	头痛、目疾、三叉神经痛、口眼㖞斜
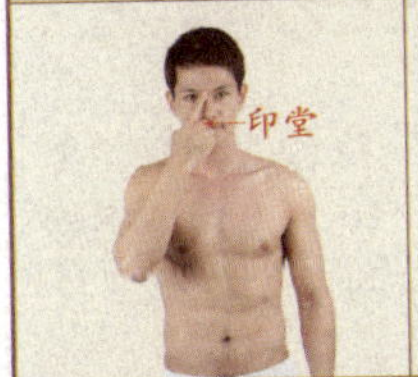	两眉头连线的中点	仰卧位，两眉头连线的中点处	头痛、眩晕、鼻渊、小儿惊风、失眠
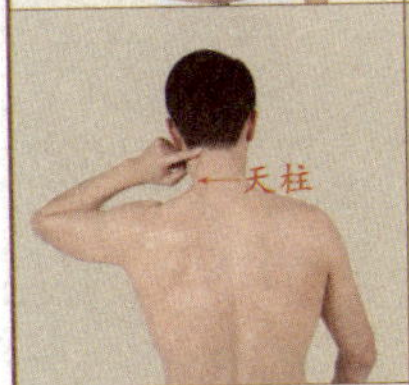	后发际正中直上0.5寸，旁开约1.3寸，位于斜方肌外缘凹陷中	后颈部正下方凹陷处，斜方肌外侧凹处，后发际正中旁开约2厘米处	头痛、项强、鼻塞、癫狂痫、肩背痛、热病
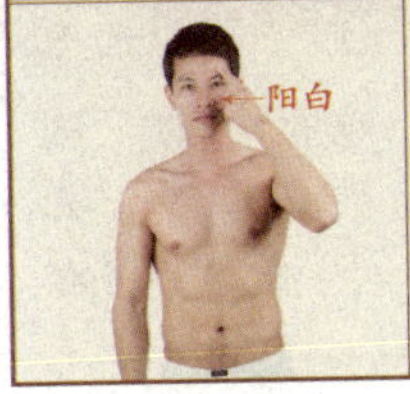	目正视，瞳孔直上，眉上1寸	眼睛平视前方，由眉毛中点直上一横指处	头痛、眼痛、视物模糊

（待续）

表1.1 贴敷疗法的常用穴位（续）

穴位	位置	简易取穴	主治
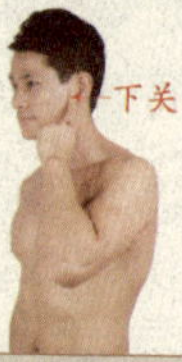	颧弓下缘，下颌骨髁状突之前方，切迹之间凹陷中，合口有孔，张口即闭	闭口，由耳屏向前触摸有一高骨，其下有一凹陷处	耳聋、耳鸣、齿痛、口噤、口眼㖞斜
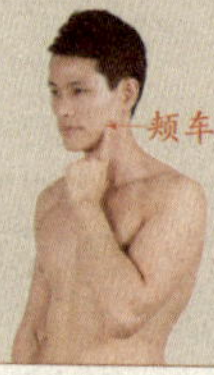	下颌角前上方一横指凹陷中，咀嚼时咬肌隆起最高点处	当上下齿咬紧时，在咬肌隆起的高点处	口㖞、齿痛、颊肿、口噤不语
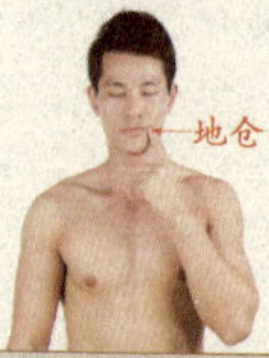	口角旁开0.4寸	正坐位，平视，瞳孔直下垂线与口角水平线的相交点	口㖞、流涎
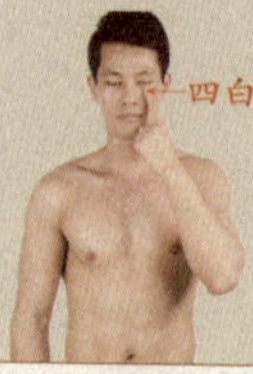	目正视，瞳孔直下，当眶下孔凹陷处	同身拇指横放在眼下，拇指掌指关节横纹垂直正对瞳孔，横纹上端在眼眶下缘中点、横纹下端处	目赤痛痒、目翳、口眼㖞斜、头痛眩晕
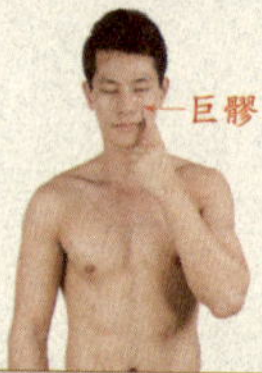	目正视，瞳孔直下，平鼻翼下缘处	正坐平视，由瞳孔直下垂直线与鼻翼下缘水平线的交点处	口眼㖞斜、鼻衄、齿痛、唇颊肿
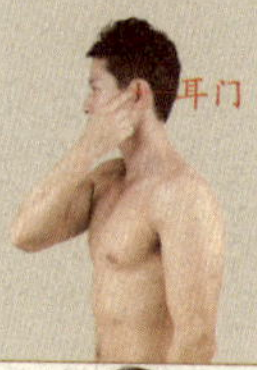	耳屏上切迹前方，下颔骨髁状突后缘凹陷处	耳屏上切迹前，张口用手掐切时有一凹陷，闭口时穴位关闭处	耳鸣、耳聋、聤耳、齿痛
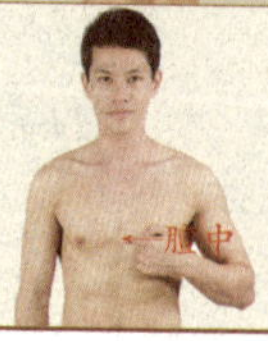	前正中线，平第四4肋间隙处	两乳头之间的中点处	咳嗽、气喘、胸痛、心悸、乳少、呕吐、噎膈

（待续）

表1.1 贴敷疗法的常用穴位（续）

穴位	位置	简易取穴	主治
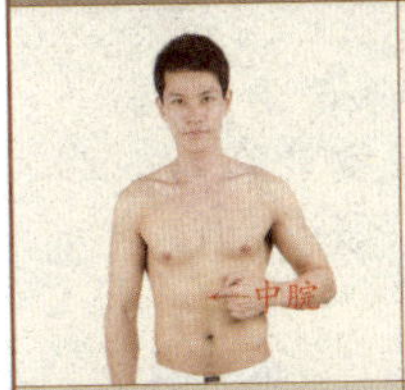	在上腹部，前正中线上，脐上4寸处	脐中央与胸骨体下缘两点的中点处	腹痛、泄泻、胃痛、呕吐、吞酸、黄疸、癫狂
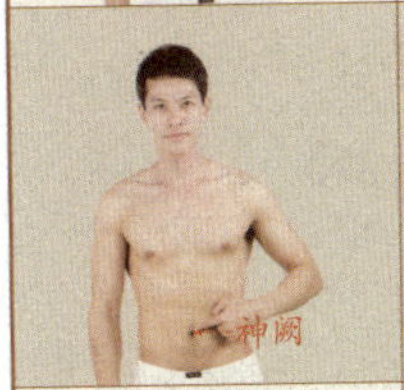	脐的中间	肚脐的正中处	虚脱、脱肛、水肿、泄泻、腹痛
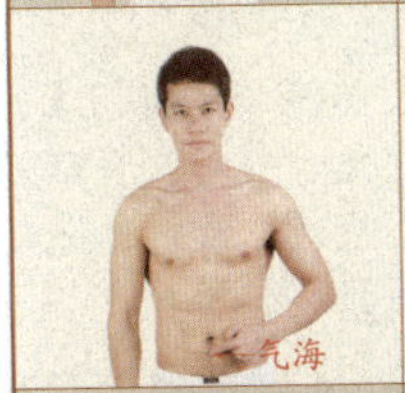	在下腹部，前正中线上，脐下1.5寸处	肚脐直下两横指（约1.5寸）处	腹痛、泄泻、便秘、遗尿、月经不调、经闭、虚脱、疝气遗精
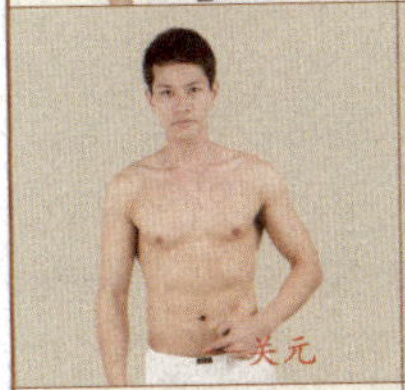	在下腹部，前正中线上，脐下3寸处	脐中直下四横指处	遗尿、小便频数、尿闭、泄泻、腹痛、遗精、阳痿、疝气、月经不调、带下、不孕、虚劳羸瘦
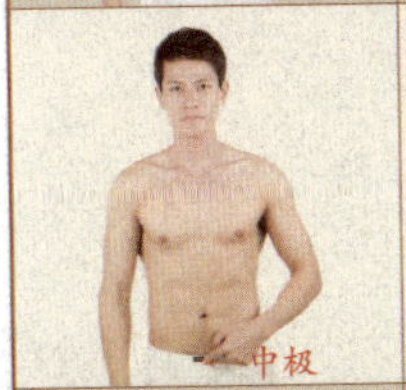	在下腹部，前正中线上，脐下4寸处	仰卧位，前正中线延长至下腹部之耻骨联合处，由此交点处向上一横指处	遗尿、小便不利、疝气、遗精、阳痿、月经不调、崩漏带下、阴挺、不孕
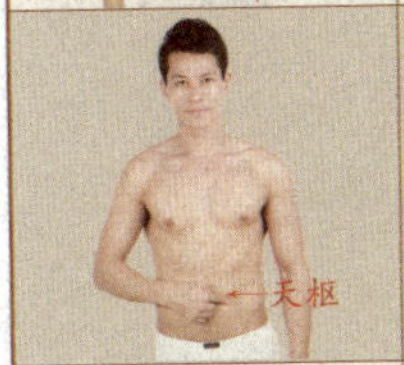	横平脐中，前中线旁开2寸	由脐中做一条垂直于腹正中线的水平线，再由一乳头与前正中线之间的中点做一条与地面垂直的线，此两线的相交点处	腹胀肠鸣、绕脐痛、便秘、泄泻、痢疾、月经不调、痛经
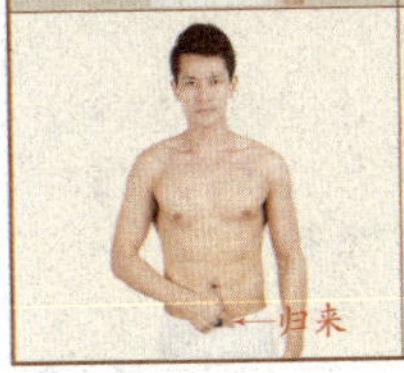	脐下4寸，前正中线旁开2寸	中极旁外两横指处	腹痛、疝气、月经不调、白带、阴挺

（待续）

表1.1 贴敷疗法的常用穴位（续）

穴位	位置	简易取穴	主治
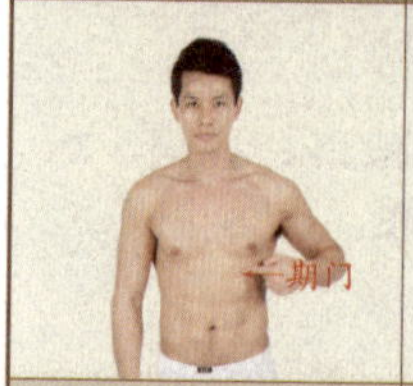	乳头直下，第6、7肋间隙	乳头直下，往下数两根肋骨处(即第6、7肋间隙)	胸肋胀痛、腹胀、呕吐、乳痈
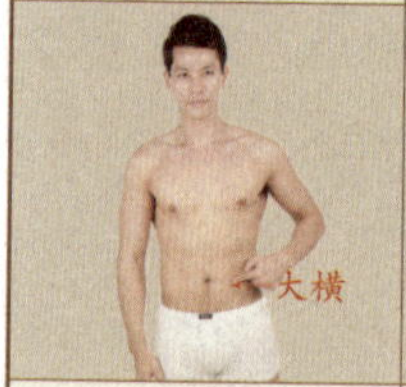	脐中旁开4寸	仰卧位，由乳头向下做与前正中线相平行的直线，再由脐中央做一水平线，此两线的交点处	腹胀痛、便秘、泄泻、痢疾
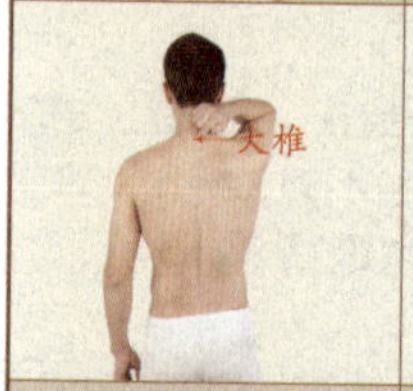	第7颈椎棘突下	坐位低头，项后背部脊柱最上方突起之椎骨(其特点是该椎骨用手按住时能感到随颈部左右摇头而活动)的下缘凹陷处	热病、疟疾、咳嗽、气喘、骨蒸盗汗、癫痫、风疹
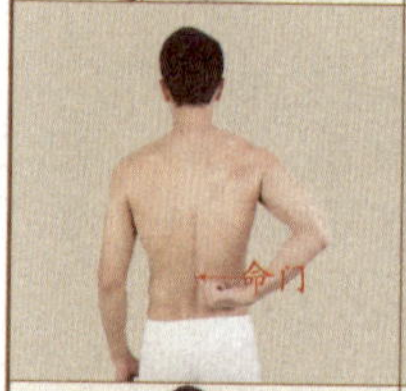	第2腰椎棘突下	直立，由肚脐中轴线环绕身体一周，该线与后正中线的交点处	阳痿、遗精、带下、月经不调、泄泻、腰脊强痛
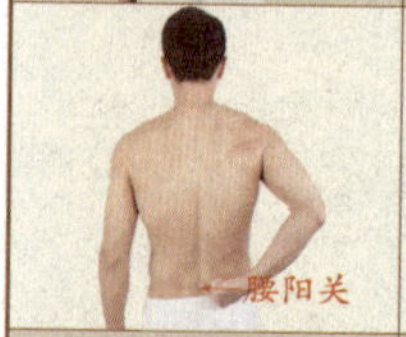	第4腰椎棘突下	俯卧，先摸及两胯骨最高点，平这两个最高点的脊椎即为第4腰椎，其棘下的凹陷处	月经不调、遗精、阳痿、腰骶痛、下肢痿痹
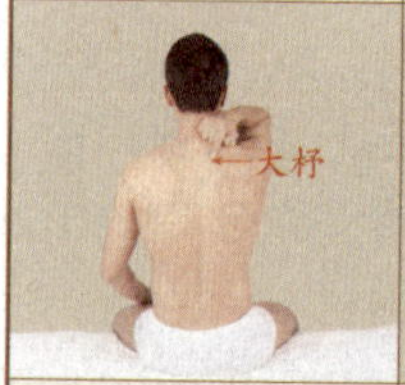	第1胸椎棘突下，旁开1.5寸	低头，可见颈背部交界处椎骨有一高突并能随颈部左右摆动而转动者即是第7颈椎，其下为大椎。由大椎再向下推一个椎骨，该椎骨下缘旁开两横指处	咳嗽、发热、项强、肩背痛
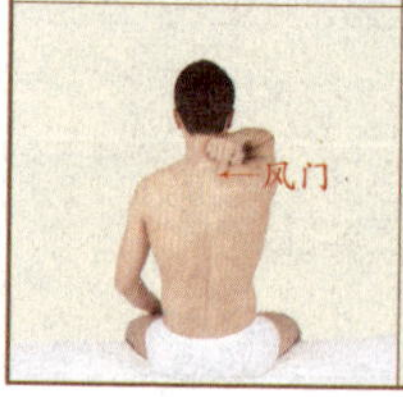	第2胸椎棘突下，旁开1.5寸	取穴法类似大杼穴，由大椎再向下推两个椎骨为第2胸椎，该椎骨下缘旁开两横指处	伤风、咳嗽、发热头痛、项强、腰背痛

（待续）

表1.1　贴敷疗法的常用穴位（续）

穴位	位置	简易取穴	主治
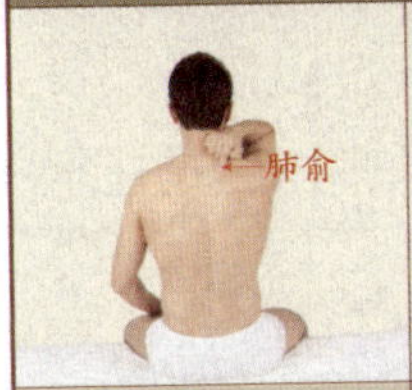	第3胸椎棘突下，旁开1.5寸	取穴法类似大杼，由大椎再向下推3个椎骨为第3胸椎，该椎骨下缘旁开两横指处	咳嗽、气喘、吐血、骨蒸、潮热、盗汗、鼻塞
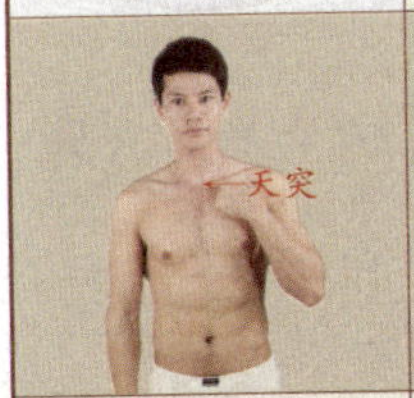	胸骨上窝正中	仰靠坐位，胸骨上端凹陷处	咽喉肿痛、暴喑，胸痛、咳嗽、气喘、气瘿、梅核气、噎膈
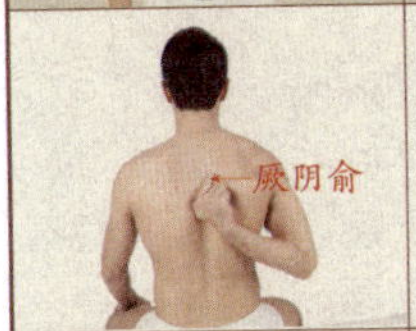	第4胸椎棘突下，旁开1.5寸	取穴法类似大杼穴，由大椎再向下推4个椎骨为第4胸椎，该椎骨下缘旁开两横指处	咳嗽、心痛、胸闷、呕吐
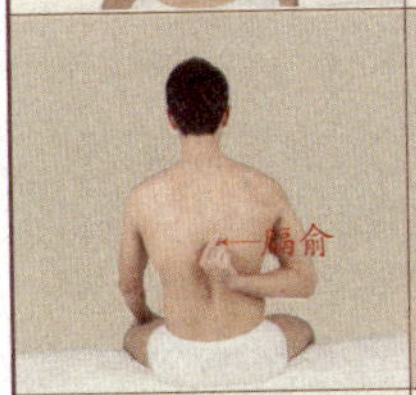	第7胸椎棘突下，旁开1.5寸	正坐位或俯卧位，从肩胛骨下角水平摸到第7胸椎，由其胸椎棘突下双侧各旁开两横指处	呕吐、呃逆、气喘、咳嗽、吐血、潮热，盗汗
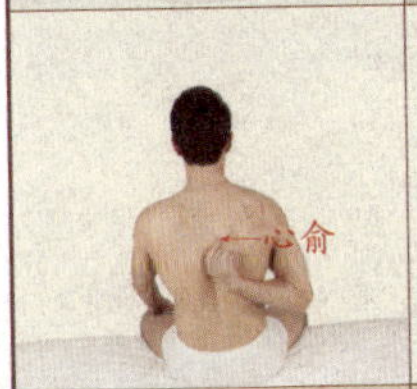	第5胸椎棘突下，旁开1.5寸	取穴法类似膈俞，由膈俞再向上推两个椎骨为第5胸椎，该椎骨棘突下双侧各旁开两横指处	心痛、惊悸、咳嗽、吐血、失眠、健忘、盗汗、梦遗，癫痫
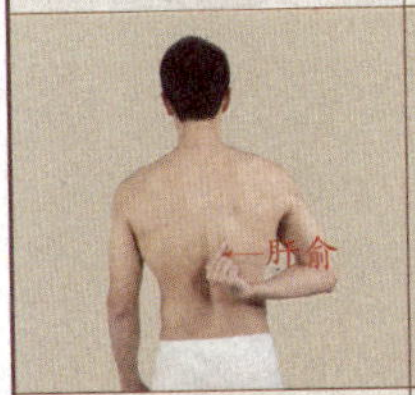	第9胸椎棘突下，旁开1.5寸	取穴法类似膈俞，由膈俞穴再向下推两个椎骨为第9胸椎，该椎骨棘突下双侧各旁开两横指处	黄疸、胁痛、吐血、目赤、目眩、雀目、癫痫、脊背痛
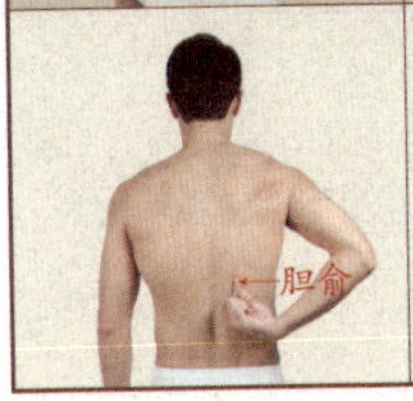	第10胸椎棘突下，旁开1.5寸	取穴法类似膈俞，由膈俞再向下推3个椎骨为第10胸椎，该椎骨棘突下双侧各旁开两横指处	黄疸、口苦、肋痛、肋痛、肺痨、潮热

（待续）

表1.1　贴敷疗法的常用穴位（续）

穴位	位置	简易取穴	主治
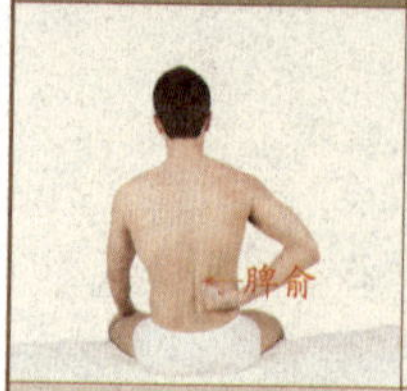	第10胸椎棘突下，旁开1.5寸	与肚脐中相对应处即为第2腰椎，由此腰椎往上摸3个椎体即为第11胸椎，其棘突下双侧各旁开两横指处	腹胀、黄疸、呕吐、泄泻、痢疾、便血、水肿、背痛
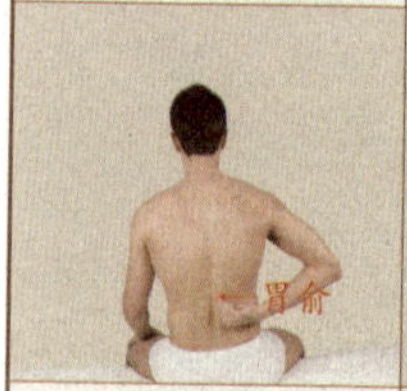	第12胸椎棘突下，旁开1.5寸	取穴法类似脾俞，与肚脐中相对应处即为第2腰椎，由此腰椎往上摸两个椎体即为第12胸椎，棘突下双侧各旁开两横指处	胸胁痛、胃脘痛、呕吐、腹胀、肠鸣
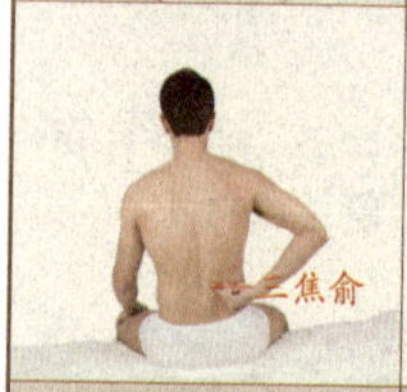	第1腰椎棘突下，旁开1.5寸	取穴法类似脾俞，与肚脐中相对应处即为第2腰椎，由此腰椎往上摸两个椎体即为第12腰椎，棘突下双侧各旁开两横指处	肠鸣、腹胀、呕吐、泄泻、痢疾、水肿、腰背强痛
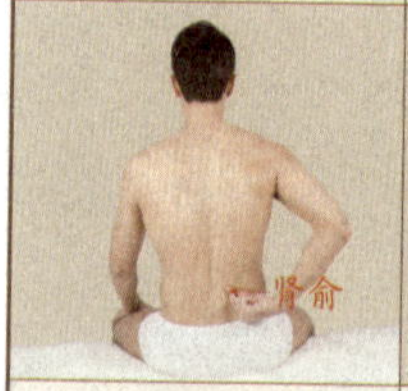	第2腰椎棘突下，旁开1.5寸	先取命门，再由命门双侧各旁开两横指处	遗尿、遗精、阴痿、月经不调、耳鸣、耳聋、腰痛
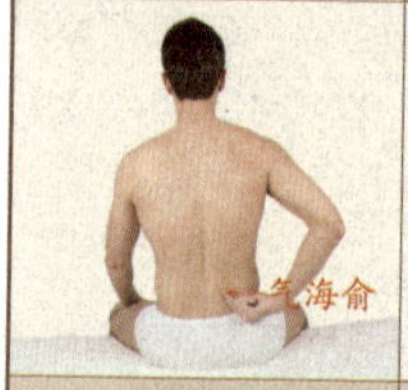	第3腰椎棘突下，旁开1.5寸	取穴法类似肾俞，与肚脐中相对应处即为第2腰椎，由此腰椎往下摸一个体即为第3腰椎，其棘突下双侧各旁开两横指处	肠鸣腹胀、痔漏、痛经、腰痛
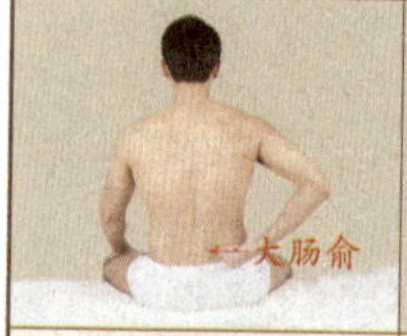	第4腰椎棘突下，旁开1.5寸	髂嵴最高点的连线与脊柱之交点即为第4腰椎棘突下，由此向双侧各旁开两横指处	腹胀、泄泻、便秘、腰痛
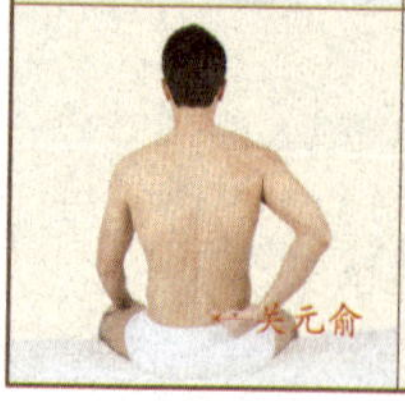	第5腰椎棘突下，旁开1.5寸	取穴法类似大肠俞，髂嵴最高点的连线与脊柱之交点即为第4腰椎棘突下，由此腰椎往下摸一个椎体即为第5腰椎，其棘突下双侧各旁开两横指处	腹胀、泄泻、小便频数或不利、遗尿、腰痛

（待续）

表1.1　贴敷疗法的常用穴位（续）

穴位	位置	简易取穴	主治
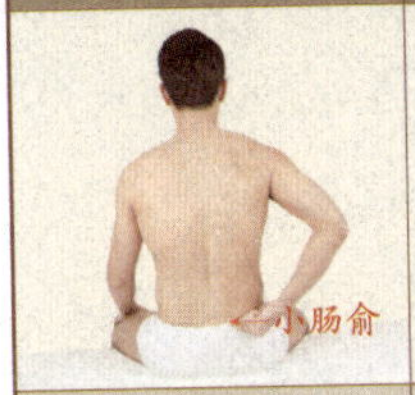	第1骶椎棘突下，旁开1.5寸	俯卧位，先摸骶骨上缘内缘，其与背脊正中线之间为第1骶后孔，平齐该孔的椎体为第1骶椎，由此向双侧各旁开两横指处	腹痛、泄泻、痢疾、遗尿、尿血、痔疾、遗精、白带、腰痛
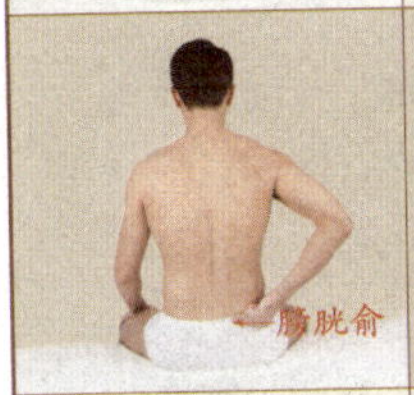	第2骶椎棘突下，旁开1.5寸	俯卧位，先摸骶骨上缘内缘下，其与背脊正中线间为第2骶孔，平齐该孔的椎为第2骶椎，由此向双侧各旁开两横指处	小便不利、遗尿、泄泻、便秘、腰脊强痛
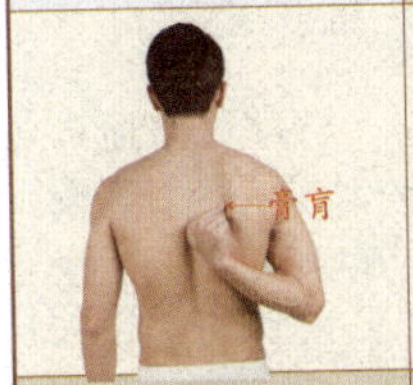	第4胸椎棘突下，旁开3寸	取穴法类似大杼，由大椎再向下推4个椎骨为第4胸椎，该椎骨下缘旁开四横指处	咳嗽、气喘、肺痨、健忘、遗精、完谷不化
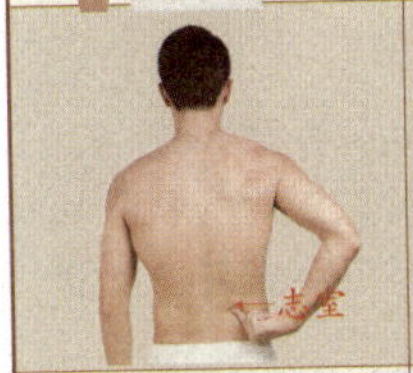	第2腰椎棘突下，旁开3寸	先取命门，再由命门双侧各旁开四横指处	遗精、阳痿、小便不利、水肿、腰脊强痛
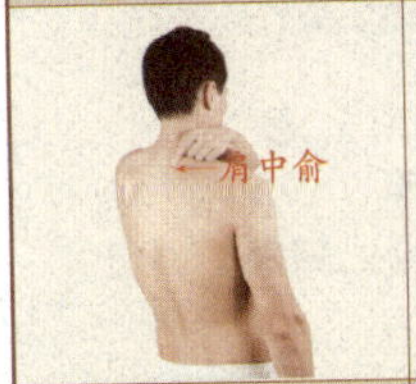	第7颈椎棘突下旁开2寸	低头，可见颈背部交界处椎骨有一高突并能随颈部左右摆动而转动者，就是第7颈椎，其下缘为大椎。由大椎再向双侧旁开两拇指处	咳嗽、气喘、肩背疼痛、目视不明
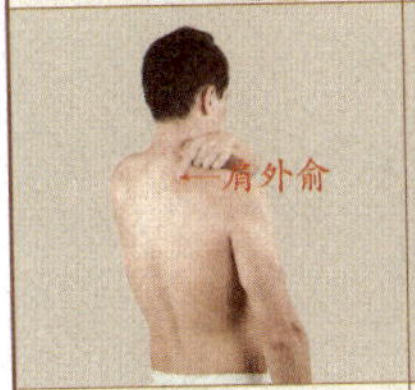	第1胸椎棘突下旁开3寸	取穴法类似肩中俞穴，由大椎再向下推一个椎骨为第1胸椎，该椎骨下缘向双侧各旁开四横指，当肩胛骨内侧缘处	肩背疼痛、颈项强急
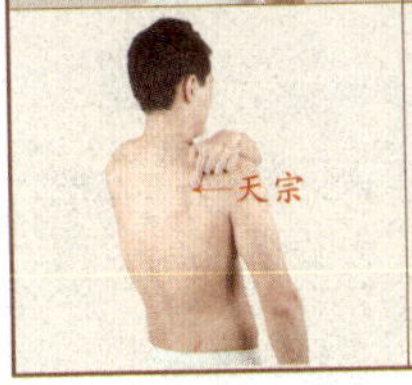	肩胛骨冈下窝的冈下肌中	垂臂，由肩胛冈下缘中点至肩胛下角做连线，上1/3与下2/3处即是，用力按压时有明显酸痛感	肩胛疼痛、气喘、乳痈

（待续）

表1.1　贴敷疗法的常用穴位（续）

穴位	位置	简易取穴	主治
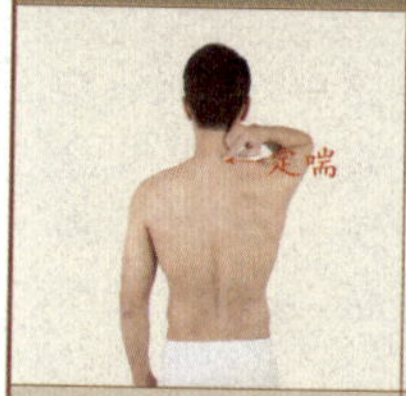	大椎穴旁开0.5寸	大拇指指关节横纹中点压在大椎上，其两侧纹头边缘所在处	气喘、咳嗽
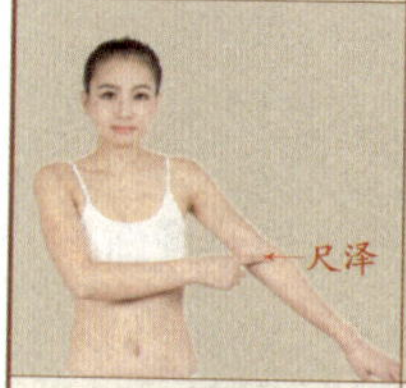	肘横纹上，肱二头肌腱桡侧凹陷中	肘部微屈，手掌向前上放，触及肘弯里大筋的桡侧，与肘横纹的交点处	咳嗽、气喘、咯血，潮热、胸部胀满、咽喉肿痛、小儿惊风、吐泻、肘臂挛痛
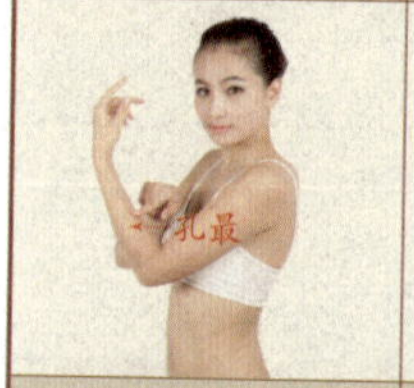	尺泽与太渊连线上，腕横纹上7寸处	先取掌后第1腕横纹及肘横纹之间的中点，由中点向上量一拇指(1寸)，平该点水平线，摸前臂外侧骨头的内缘(桡骨尺侧)处	咳嗽、气喘、咯血、咽喉肿痛、肘臂挛痛、痔疾
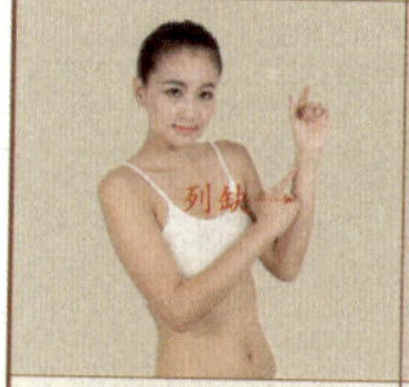	桡骨茎突上方，腕横纹上1.5寸	两手张开虎口，垂直交叉，一侧示指压在另一侧的腕后桡侧高突处，当示指尖所指处赤白肉际的凹陷处	伤风、头痛、项强、咳嗽、气喘、咽喉肿痛、口眼㖞斜、齿痛
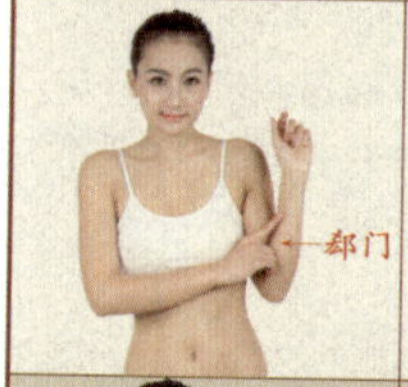	腕横纹上5寸，掌长肌腱与桡侧腕屈肌腱之间	仰掌，握拳，距掌后第1横纹一掌（横掌）处，手臂中线处	心悸、呕血、咯血、疔疮、癫痫、心痛
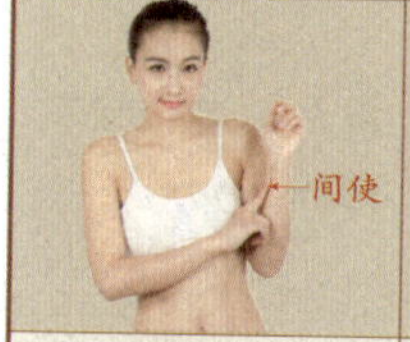	腕横纹上3寸，掌长肌腱与桡侧腕屈肌腱之间	仰掌，微屈腕，在掌后第1横纹上四横指，当在这两条大筋处	心痛、心悸、胃痛、呕吐、热病、疟疾、癫痫
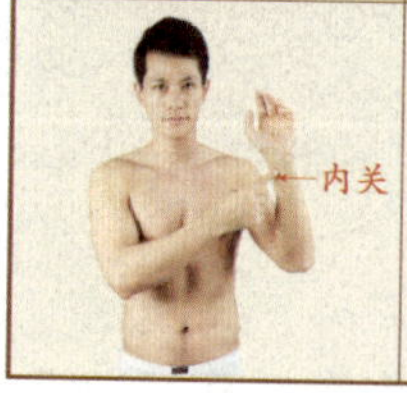	腕横纹上2寸，掌长肌腱与桡侧腕屈肌腱之间	仰掌，微屈腕关节，在掌后第1横纹上两拇指宽，当在这两条大筋处	心痛、心悸、胸闷、胃痛、呕吐、癫痫、热病、上肢痹痛、偏瘫、失眠、眩晕、偏头痛

（待续）

表1.1　贴敷疗法的常用穴位（续）

穴位	位置	简易取穴	主治
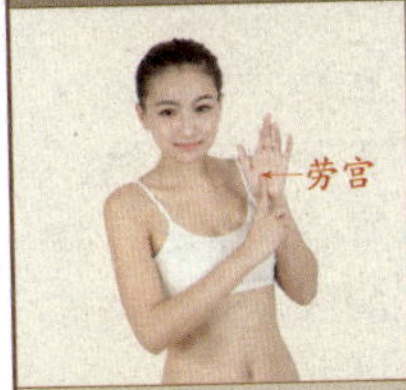	第2和3掌骨之间	握拳，中指尖下	心痛、呕吐、癫痫、口疮、口臭
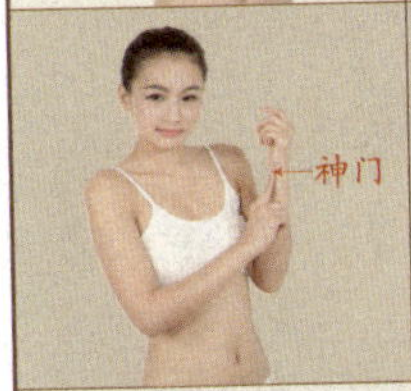	腕横纹尺侧端，尺侧腕屈肌腱的桡侧凹陷中	仰掌屈肘，手掌小鱼际上角有一突起圆骨，其后缘可扪及一条大筋，这一大筋桡侧缘与掌后腕横纹的交点处	心烦、惊悸、怔忡、健忘、失眠、癫痫、胸胁痛
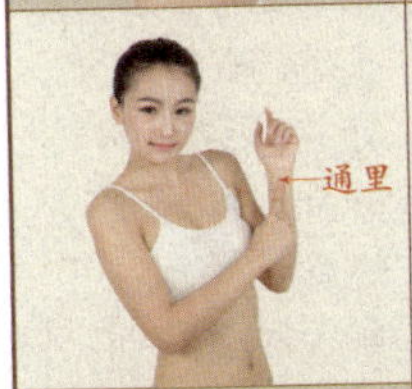	腕横纹上1寸，尺侧腕屈肌腱的桡侧	仰掌屈肘，手掌小鱼际上角有一突起圆骨，其后缘向上可扪及一条大筋，沿着这一大筋桡侧缘上移一拇指处	心悸、怔忡、舌强不语、腕臂痛
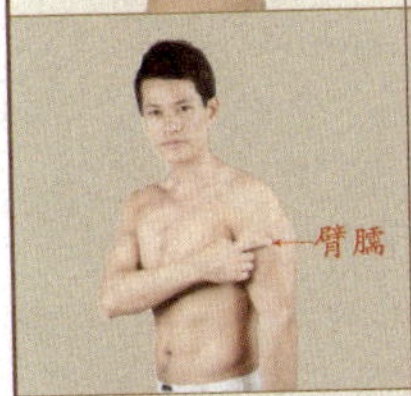	在曲池与肩髃连线上，曲池上7寸处，当三角肌下端	屈肘，紧握拳，上肢用力令其紧张，肩上三角肌下端的偏内侧处	肩臂痛、颈项拘挛、瘰疬、眼疾
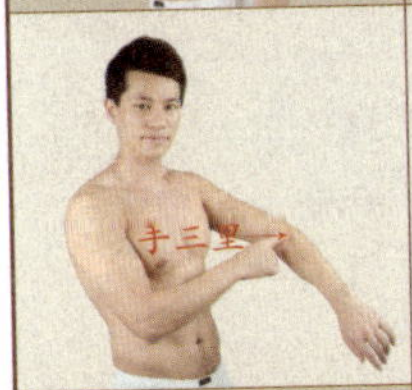	在阳溪与曲池的连线上，曲池下2寸处	屈肘立掌，桡侧肘横纹头（即曲池）往前二拇指处	上肢痿痹、肘痛、齿痛、颊肿
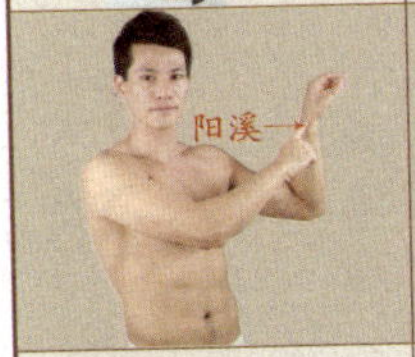	腕背横纹桡侧端，拇短伸肌腱与拇长伸肌腱之间的凹陷中。	拇指向上翘起，腕横纹前露出两条筋（即拇长伸肌腱和拇短伸肌腱），此两筋与腕骨、桡骨茎突所形成的凹陷正中	头痛、目赤肿痛、耳聋、耳鸣、齿痛、咽喉肿痛、手腕痛
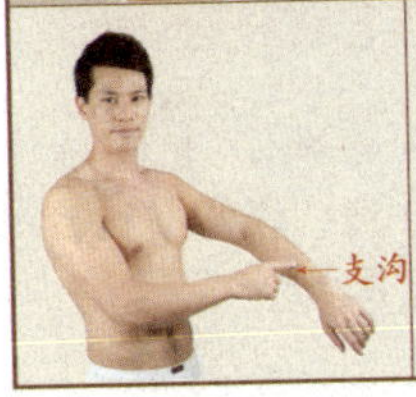	腕背横纹上3寸，桡骨与尺骨之间	掌背腕横纹中点上四横指，前臂桡骨、尺骨之间即是	耳鸣、耳聋、暴喑、瘰疬、胁肋痛、便秘、热病

（待续）

表1.1 贴敷疗法的常用穴位（续）

穴位	位置	简易取穴	主治
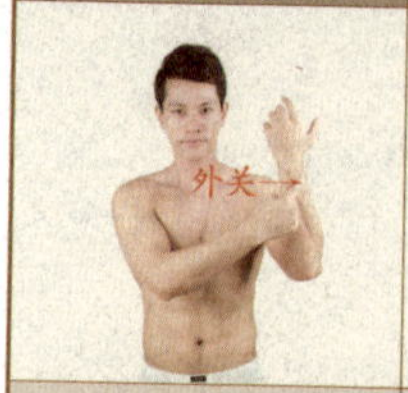	腕背横纹上2寸，桡骨与尺骨之间	立掌，腕背横纹中点上两拇指，前臂桡骨、尺骨之间即是	热病、头痛、目赤肿痛、耳鸣、耳聋、瘰疬、胁肋病、上肢痹痛
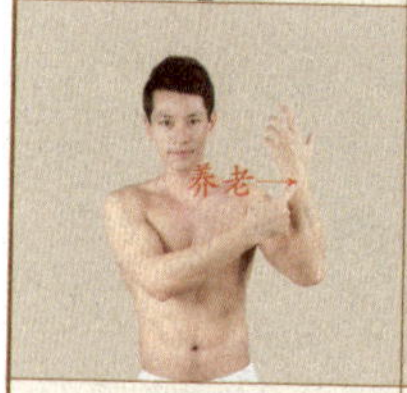	以掌向胸，当尺骨茎突桡侧缘凹陷中	掌心先向下伏于台面，另一手示指按在尺骨小头最高点，然后掌心对胸，另一手指随尺骨小头滑动而摸至骨边缘，其所指处即是	目视不明、肩、背、肘、臂病痛
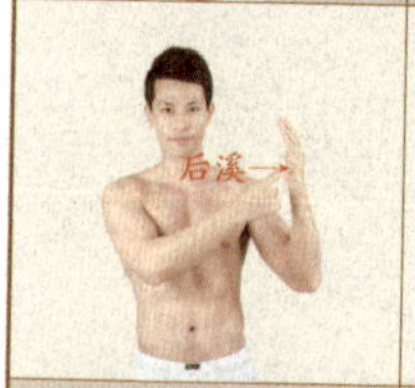	握掌，第5指掌关节尺侧，横纹头赤白肉际处	仰掌，握拳，第5掌指关节尺侧，有一皮肤皱襞突起处	头项强痛、目赤、耳聋、咽喉肿痛、腰背痛、癫痫、疟疾、手指及肘臂挛痛
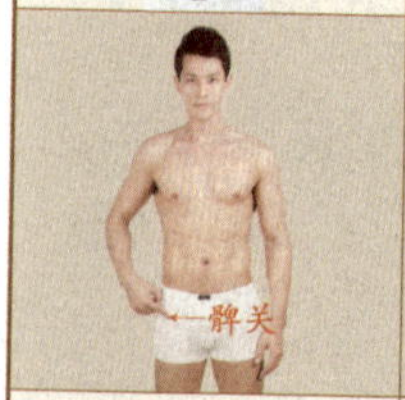	髂前上棘与髌骨外缘连线上，平臀沟处	仰卧伸直下肢，髂前上棘与髌骨外侧缘的连线，跟腹股沟相交处定为一点，由此点直下两横指处	腰痛膝冷、痿痹、腹痛
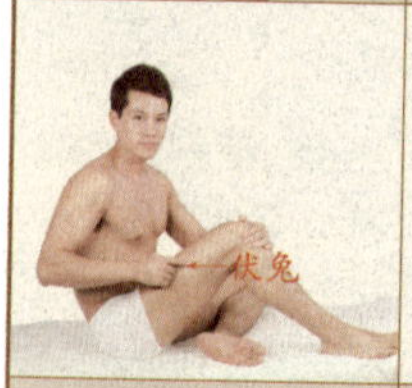	在髂前上棘与髌骨外缘连线上，髌骨外上缘上6寸	正坐屈膝成直角，医生以手掌后第1横纹中点按在髌骨上缘中点，手指并拢压在大腿上，当中指尖端所到达处	腰痛膝冷、下肢麻痹、疝气、脚气
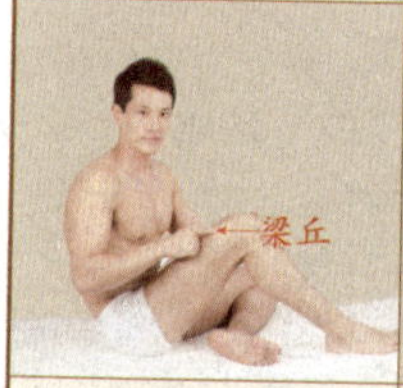	在髂前上棘与髌骨外缘连线上，髌骨外上缘2寸	当下肢用力蹬直时，髌骨外上缘上方可见一凹陷（股外直肌与股直肌之间接合部），该凹陷正中处	膝肿痛、下肢不遂、胃痛、乳痈、血尿
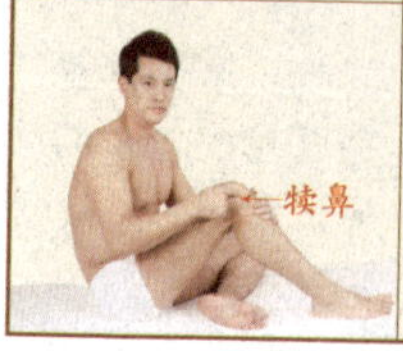	髌骨下缘，髌韧带外侧凹陷中	屈膝时，在髌骨下缘的髌韧带（即髌骨与胫骨之间的大筋）两侧可见有凹陷，其外侧凹陷正中处	膝痛、下肢麻痹、屈伸不利、脚气

（待续）

表1.1　贴敷疗法的常用穴位（续）

穴位	位置	简易取穴	主治
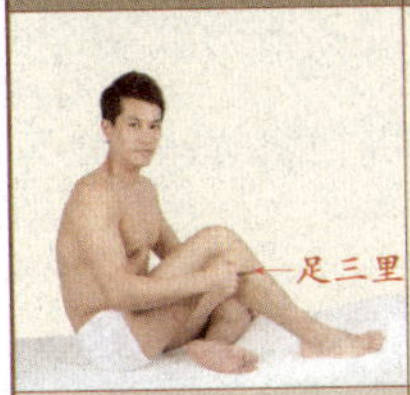	犊鼻穴下3寸，胫骨前嵴外一横指处	站位，用同侧手掌张开虎口，围住髌骨上外缘，四指直指向下，中指尖所指处	胃痛、呕吐、噎膈、腹胀、泄泻、痢疾、便秘、乳痈、肠痈、下肢痹痛、水肿、癫狂、脚气、虚劳羸瘦
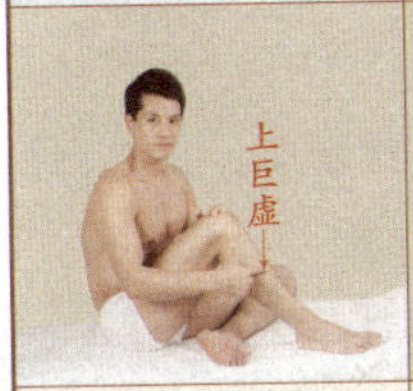	足三里穴下3寸	外膝眼（犊鼻）向下直量四横指处，当胫、腓骨之间即是	肠鸣、腹痛、泄泻、便秘、肠痈、下肢麻痹、脚气
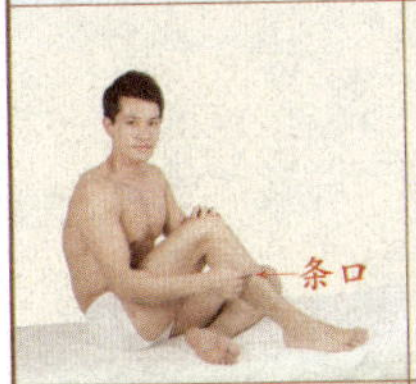	上巨虚穴下2寸	按上法先取上巨虚穴，再由该穴直向下2拇指处	腹脘疼痛、下肢痿痹、转筋、跗肿、肩臂痛
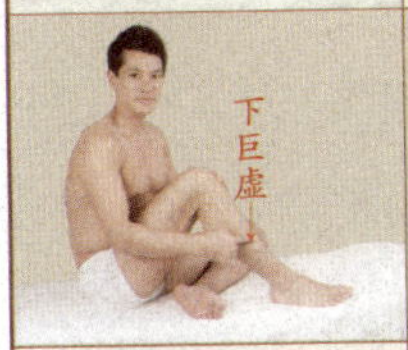	上巨虚穴下3寸	按上法先取上巨虚穴，再由该穴直向下四横指处	小腹痛、泄泻、痢疾、乳痈、下肢痿痹、腰脊痛
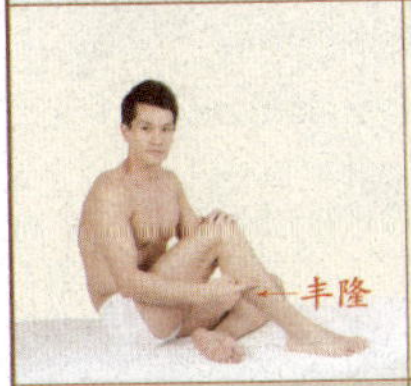	在小腿前外侧，当外踝高点上8寸，条口穴外1寸	正坐屈膝或仰卧位，在条口外侧一横指处取穴，约当犊鼻与解溪（足背与小腿交界处的横纹中央凹陷中，当长伸肌腱与趾长伸肌腱之间）的中点处	头痛、眩晕、痰多咳嗽、呕吐、便秘、水肿、癫痫、下肢痿痹
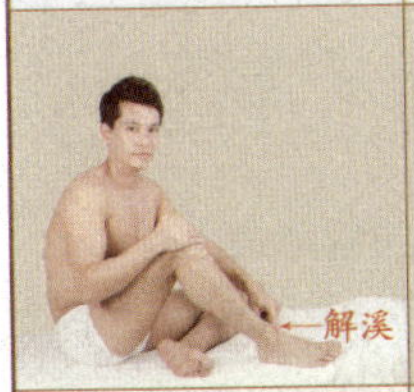	足背踝关节横纹的中央，长伸肌腱与趾长伸肌腱之间	平卧足背屈，踝关节前横纹中两条大筋(趾长伸肌腱与长伸肌腱)之间的凹陷处，与第2足趾正对处	头痛、眩晕、癫痫、腹胀、便秘、下肢痿痹
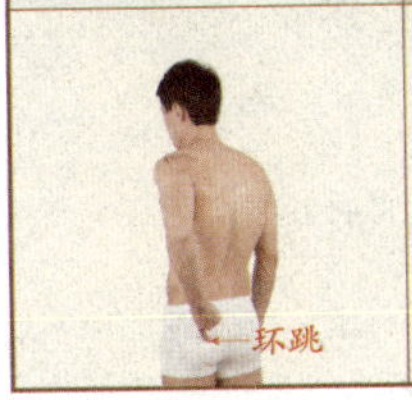	股骨大转子高点与骶管裂孔连线的外1/3与内2/3交界处	侧卧位，下面的腿伸直，以拇指指关节横纹按在股骨大转子头上，当拇指尖所指处即是，按之有酸痛感	下肢痿痹、腰痛

（待续）

表1.1　贴敷疗法的常用穴位（续）

穴位	位置	简易取穴	主治
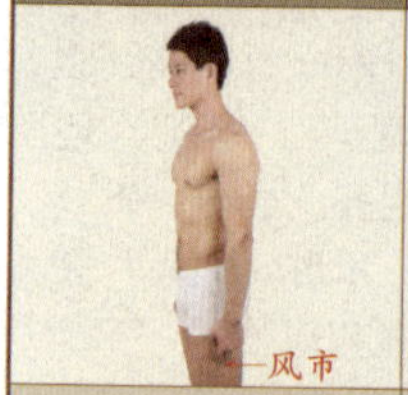	大腿外侧正中，腘横纹水平线上7寸	患者以手贴于腿外，中指尖下即是	下肢痿痹、遍身瘙痒、脚气
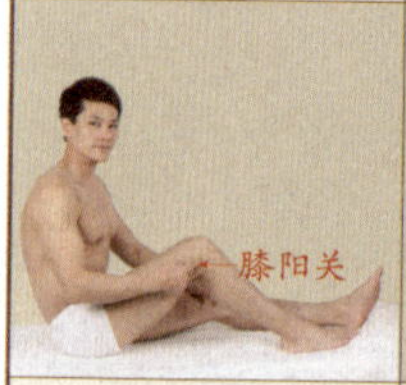	阳陵泉穴上3寸，股骨外上髁上方的凹陷处	屈膝时，膝盖外侧有一个凹陷点即是	膝腘肿痛挛急、小腿麻木
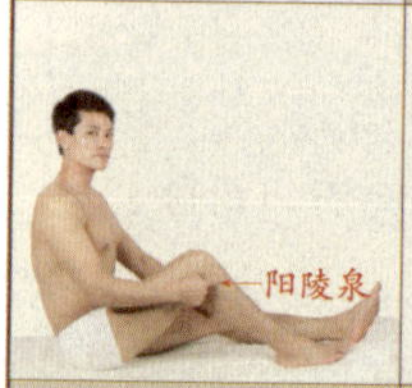	腓骨小头前下方凹陷处	坐位，屈膝成90°，膝关节外下方，腓骨小头前缘与下缘交叉处的凹陷处	胁痛、口苦、呕吐、下肢痿痹、脚气、黄疸、小儿惊风
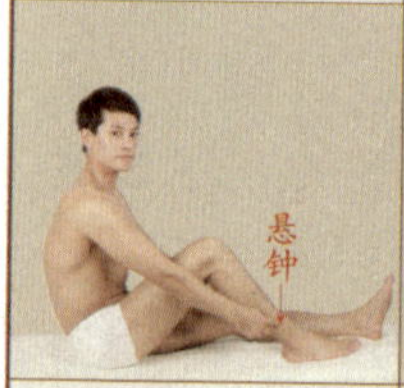	外踝高点上3寸，腓骨后缘	由外踝尖直向上量四横指，当腓骨后缘处	项强、胸胁胀痛、下肢痿痹、咽喉肿痛、脚气、痔疮
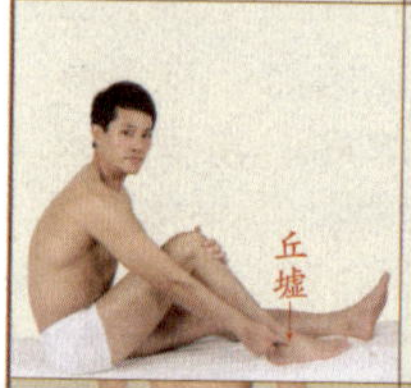	外踝前下方、趾长伸肌腱外侧凹陷中处	坐位，经外踝的内侧缘做一条与地面的垂直线，其下缘亦做一条与地面的平行线，此两条直线的相交点即是	胸胁胀痛、下肢痿痹、疟疾
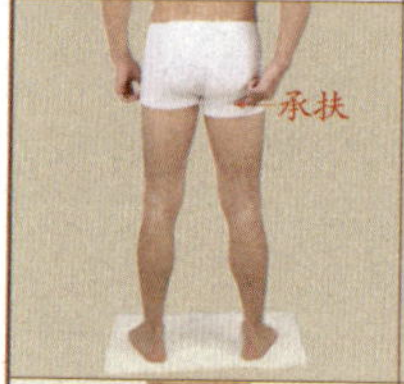	臀横纹中央	大腿上部后侧，臀部下缘的横纹中点处	腰骶臀股部疼痛、痔疾
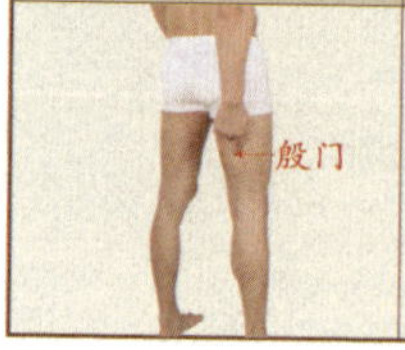	承扶与委中连线上，承扶下6寸	取臀横纹中点及腘横纹中点之连线的中点，由此往上一拇指处	股痛、下肢痿痹

（待续）

表1.1　贴敷疗法的常用穴位（续）

穴位	位置	简易取穴	主治
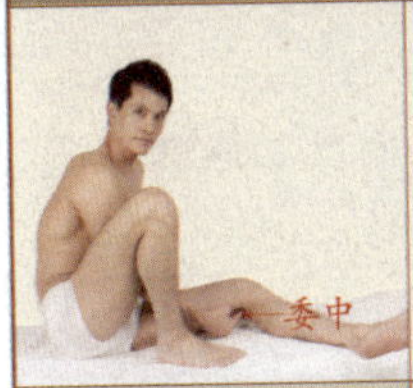	腘横纹中央	俯卧位，微屈膝，腘窝横纹的中点，两筋之间即是	腰痛、下肢痿痹、腹满、吐泻、小便不利、遗尿、丹毒
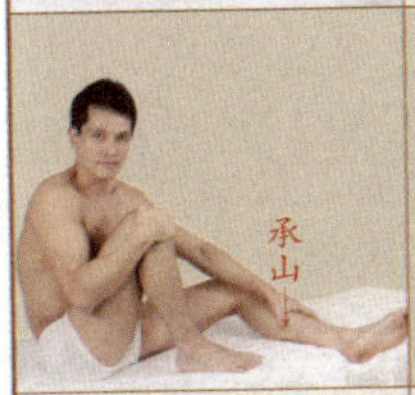	腓肠肌两肌腹之间凹陷的顶端	腘横纹中央至外踝尖平齐处连线的中点处	痔疾、脚气、便秘、腰腿拘禁疼痛
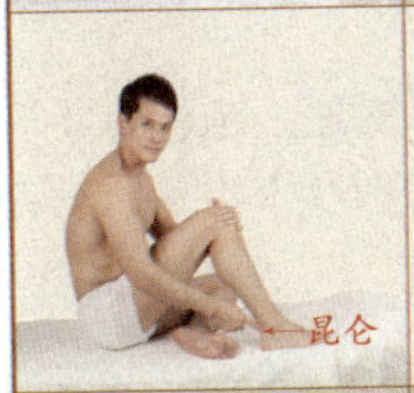	外踝高点与跟腱之间凹陷中	外踝尖水平线与跟腱外侧的交点，对外踝尖与该交点间的中点处	头痛、项强、目眩、鼻衄、癫痫、难产、腰骶疼痛、脚跟肿痛
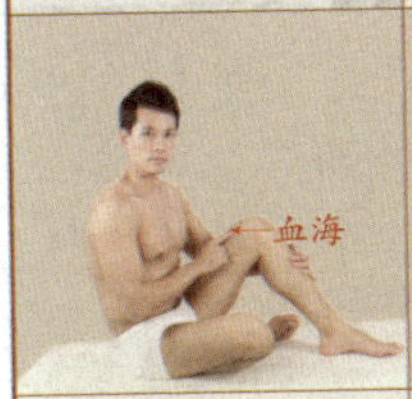	髌骨内上缘上2寸	屈膝，以左手掌心按于右膝髌上缘，2～5指向上伸直，拇指约成45度斜置，拇指尖下即是	月经不调、崩漏、经闭、瘾疹、湿疹、丹毒
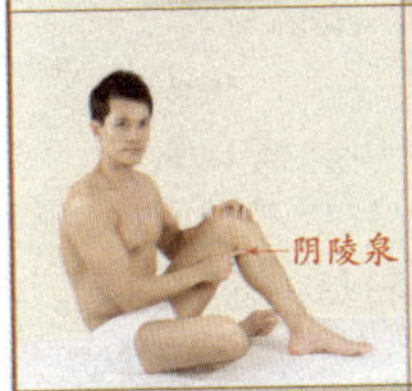	胫骨内侧髁下缘凹陷中	患者取坐位，用拇指沿小腿内侧骨内缘（即胫骨内侧）由下往上推，至拇指抵膝关节下时，胫骨向内上弯曲的凹陷处	腹胀、泄泻、水肿、黄疸、小便不利或失禁、膝痛
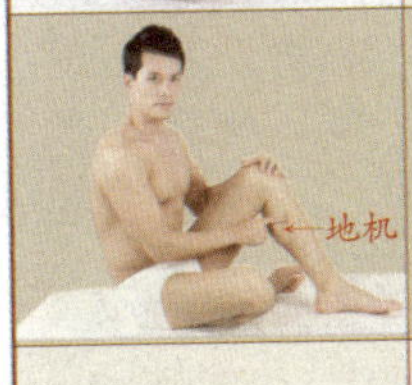	阴陵泉穴下3寸	胫骨后缘，阴陵泉下四横指处	腹痛、泄泻、小便不利、水肿、月经不调、痛经、遗精
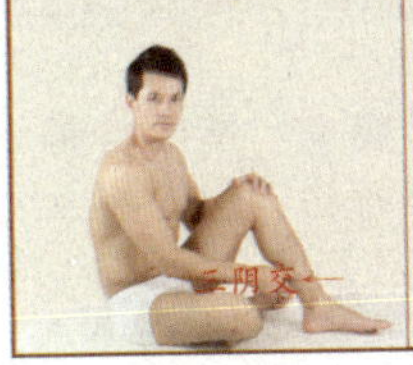	内踝高点上3寸，胫骨内侧面后缘	以手四指并拢，小指下边缘紧靠内踝尖上，示指上缘所在水平线与胫骨后缘的交点处	肠鸣腹胀、泄泻、月经不调、带下、阴挺、不孕、滞产、遗精、遗尿、下肢痿痹、脚气

（待续）

表1.1　贴敷疗法的常用穴位（续）

穴位	位置	简易取穴	主治
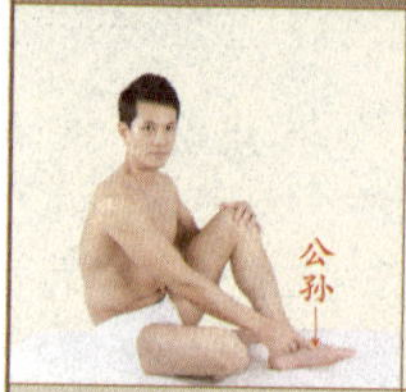	第1跖骨基底部的前下缘，赤白肉际处	脚蹬趾后大约2寸处，沿脚掌骨按压，感到酸胀或酸痛处	胃痛、呕吐、腹痛、泄泻、痢疾
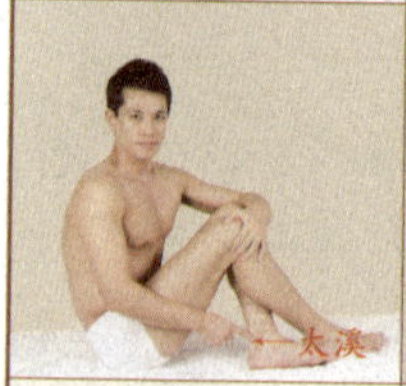	内踝高点与跟腱之间的凹陷处。	足内踝尖与跟腱边缘的连线中点处	月经不调、遗精、阳痿、尿频、便秘、消渴、咯血、气喘、咽喉肿痛、齿痛、失眠、腰痛、耳聋、耳鸣
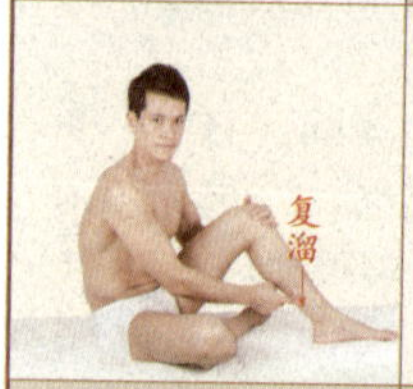	太溪直上2寸	足内踝尖与跟腱边缘的连线中点（即太溪），由该点直上两拇指处	水肿、腹胀、泄泻、盗汗、热病汗不出、下肢痿痹
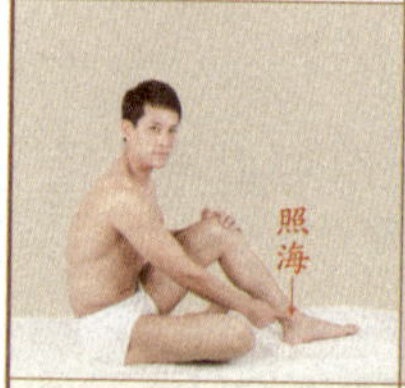	内踝下缘凹陷中	坐位，由内踝尖往下推，至其下缘凹陷处	月经不调、带下、阴挺、小便频数、癃闭、便秘、咽喉肿痛、癫痫、失眠
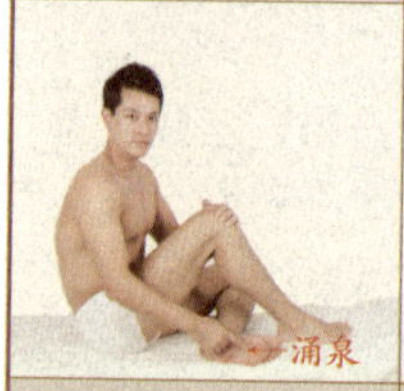	足底（去趾）前1/3处，足趾跖屈时的凹陷	仰卧位，5个足趾屈曲，当足底掌心前面（约足底中线前1/3处）正中之凹陷处	头痛、头晕、失眠、目眩、咽喉肿痛、失音、便秘、小便不利、小儿惊风、癫痫、昏厥
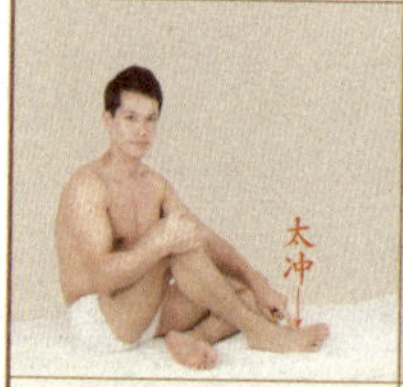	足背，第1、2跖骨接合部之前凹陷中	足背，由第1、2趾间缝纹头向足背上推，至其两骨联合前缘凹陷中（约缝纹头上两横指）处	头痛、眩晕、目赤肿痛、口㖞、胁痛、遗尿、疝气、崩漏、月经不调、癫痫、呕逆、小儿惊风、下肢痿痹
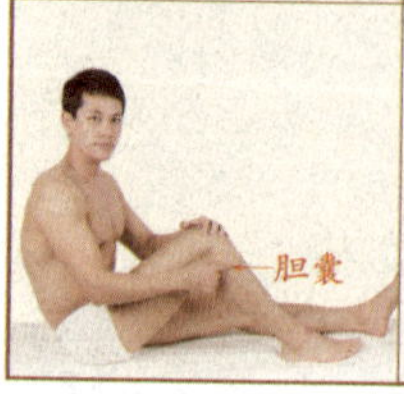	阳陵泉下1～2寸处	屈膝成直角，腓骨小头前下方凹陷（阳陵泉穴）往下一横指处	急性胆囊炎、慢性胆囊炎、胆石症、胆道蛔虫症、下肢痿痹

贴敷疗法的操作方法

贴法

贴法指用胶布型膏药直接贴压于穴区，包括将丸剂用胶布粘贴于所选处。操作简便，患者可自行操作。贴法保持时间较长，可2～4天换贴1次。

覆法

覆法指用生药剂、糊剂或药饼（较大用量），覆盖于病灶（包括体表病灶反应区）之上，加盖塑料薄膜，用纱布、胶布固定。覆法用药面积较大，多用于阿是穴。

涂法

涂法又叫擦法，将药汁、药膏、药糊等涂擦于穴区，也包括用毛笔或棉签浸湿后略蘸药粉涂敷于穴区。此法用药量少，适于小儿，或适用于对皮肤有一定刺激性药物的敷涂。

敷法

敷法较为常用。将生药剂或糊剂直接敷在穴位上，其范围可略大于穴区，上方覆盖塑料薄膜，并用纱布、医用胶布固定。每次敷药的时间宜根据具体病症、所用药物而定。一般来说，在所敷药物干燥后进行换敷为佳。

填法

填法仅用于神阙穴，将药膏或药粉填于神阙穴，填药量根据病症、年龄及药物而定，填药时间隔日或隔2天1次。

滴法

滴法指将药汁根据病情需要温热或放凉后，一滴滴徐徐滴入穴区，以达到治疗目的。此法多用于神阙穴。

叩法

叩法指用特制的药棒，蘸药汁点叩穴区，可反复施行，具有敷贴药物和机械刺激的双重治疗作用。

熨敷法

熨敷法包括两种，一是将治疗药物切粗末炒热布包，乘热外敷穴位；二是在敷贴的同时，予以加热。此法将药物作用和温热作用结合在一起。

掺法

掺法指将药物研细，取少量掺在膏药（一般指硬膏药或膏药胶布）上，再敷贴穴位的一种疗法。

贴敷疗法的注意事项

贴敷疗法是一种有效的中医治疗方法，但使用时需注意以下事项：首先，找准穴位并确保皮肤清洁；其次，避免使用时间过长，以防药物过敏或皮肤损伤；期间禁食生冷、辛辣及海鲜等刺激性食物，以免影响效果；对于体弱或有严重疾病的患者，使用量不宜过大；若出现过敏现象，应立即停用。务必严格遵循这些注意事项，以确保贴敷疗法的安全与效果。

掌握好患者的姿势

贴药时，要掌握好患者的姿势。根据患病部位或穴位所在的位置，分别采取平卧（侧卧、俯卧、仰卧）、正坐、俯首、平肩等姿势，使药物能服帖稳当，以防药物流失或灸熨烧灼。

药物固定

贴药后要外加固定，以防药物脱落。通常选用的为医用胶布或不含药物的清膏。若是贴在头面部的药物，外加固定特别重要，要防止药物掉入眼内，避免意外发生。

贴敷时间

严格掌握贴敷时间。每个或每组穴位不宜连续贴敷过久，要交替使用，以免药物刺激太久造成皮肤溃疡，影响后续治疗。

贴敷位置

头部面部、关节、心脏及大血管附近，不宜用刺激性太强的药物进行发疱，以免发疱遗留瘢痕，影响容貌或活动功能。

特殊事项

•孕妇的腹部、腰骶部及某些敏感穴位，如合谷穴、三阴交穴等处不宜采用贴药发疱治疗。有些药物（如麝香等）孕妇应禁用，以免引起流产。

•小儿的皮肤嫩薄，不宜用刺激性太强的药物，贴药时间也不宜太长，一般只能贴1～2小时或1小时以内，以免引起不良反应。此外，还要注意做好护理，勿令小儿抓破和擦拭贴敷处。

•在穴位贴饼剂或贴药后加灸加熨，要掌握好适当温度，以免烫伤。灸后的艾炷要及时熄灭，以防复燃，引起火灾事故。

•对久病、体弱、消瘦，以及有严重心脏病、肝病等的患者，使用药量不宜过大，贴敷时间不宜过久，以免患者发生呕吐、眩晕等症状。

贴敷疗法的常用药物

生姜

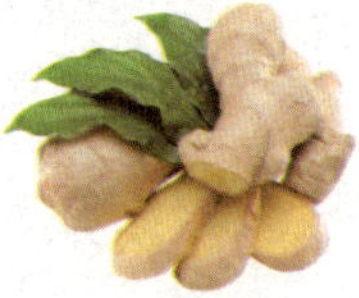

性味归经：辛，微温。归肺、脾、胃经。

功效：发汗解表，温中止呕，温肺止咳，解鱼蟹毒，解药毒。

功效：生姜适用于外感风寒、头痛、痰饮、咳嗽、胃寒呕吐。在遭受冰雪、水湿、寒冷侵袭后，紧急饮用姜汤，可增进血行、驱散寒邪。

大蒜

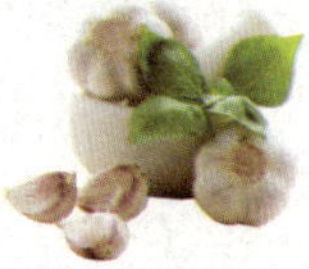

性味归经：辛，平、温。归肺、脾、胃经。

功效：杀菌，提升免疫力，缓解疲劳，消肿止痛。

应用：大蒜用于感冒、细菌性痢疾、阿米巴肠病、肠炎、饮食积滞、痈肿疮疡。

葱

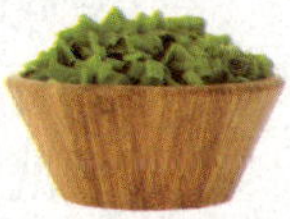

性味归经：辛，微温。归肺、胃经。

功效：解毒抑菌，发汗解表，舒张血管。

应用：葱适用于风寒感冒、恶寒发热、头痛鼻塞、阴寒腹痛、痢疾泄泻、虫积内阻、乳汁不通、二便不利。

细辛

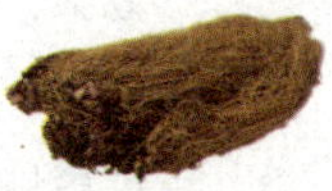

性味归经：辛，温；有小毒。归肺、肾、心经。

功效：祛风散寒，通窍止痛。

应用：细辛适用于外感风寒、阴寒里盛的病证，对于头痛、齿痛都有较显著的疗效。

白附子

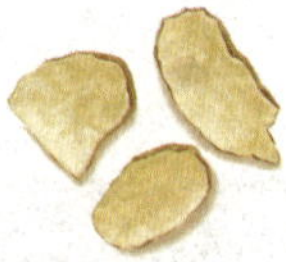

性味归经：辛，温。有毒，归胃、肝经。

功效：燥湿化痰，祛风解痉，解毒散结，止痛。

应用：白附子适用于风痰所致中风、口眼㖞斜、惊风、癫痫、破伤风、偏头痛等；另外，白附子也适用于瘰疬痰核、痈疽肿毒及毒蛇咬伤。

天南星

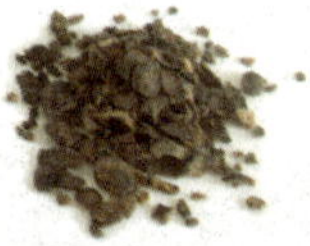

性味归经：苦、辛，温。有毒。归肺、肝、脾经。

功效：燥湿化痰，祛风解痉，散结消肿。

应用：天南星适用于中风痰壅、口眼㖞斜、半身不遂、破伤风等。

禁忌：阴虚燥痰及孕妇忌用。

绿豆

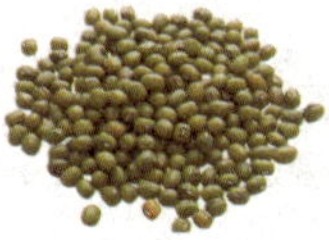

性味归经：甘，寒。无毒。归心、胃经。

功效：清热解暑，清血利尿，明目降压，排毒美肤，抗过敏。

应用：绿豆适用于口舌生疮、小便不利、呕吐下泻、醉酒等。

栀子

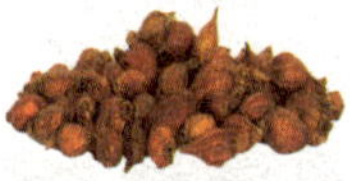

性味归经：苦，寒。无毒。归心、肝、肺、胃、三焦经。

功效：泻火除烦，清热利尿，凉血解毒，消肿止痛，护肝，利胆，降压，镇静，止血。

应用：栀子适用治疗黄疸型肝炎、扭挫伤、高血压、糖尿病、热病心烦、肝火目赤、血痢尿血、疮疡肿毒、口舌生疮等。

夏枯草

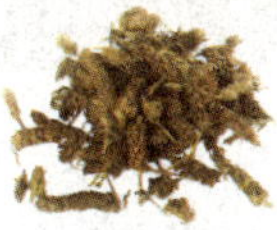

性味归经：甘、辛、微苦，寒。归肝、胆经。

功效：清肝泻火，散结消肿，清热解毒，祛痰止咳，凉血止血。

应用：夏枯草适用于治淋巴结核、甲状腺肿、乳痈、头目眩晕、头痛、口眼㖞斜、筋骨疼痛、肺结核、血崩带下、急性传染性黄疸型肝炎、细菌性痢疾等。

白芥子

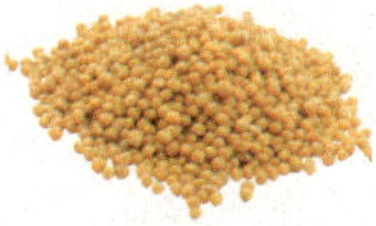

性味归经：辛、辣，温。归肺、胃经。

功效：温肺豁痰利气，散结通络止痛。

应用：白芥子适用于寒痰喘咳、胸胁胀痛、痰滞经络、关节麻木、疼痛、痰湿流注、阴疽肿毒。

青黛

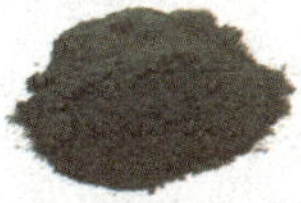

性味归经：咸，寒。归肝经。

功效：清热泻火，凉血解毒。

应用：青黛适用于热毒发斑、吐血等；外敷可治疗疮疡、痄腮（流行性腮腺炎）。

大黄

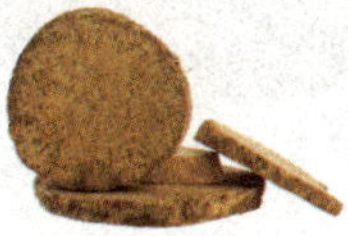

性味归经：苦，寒。归心包、大肠、肝、脾、胃经。

功效：泻下攻积，泻火解毒，活血祛瘀，清泻湿热。

应用：大黄适用于实热便秘、热结胸痞、湿热泻痢、黄疸、淋病、水肿腹满、小便不利、目赤、咽喉肿痛、口舌生疮、胃热呕吐、吐血、咯血、便血、尿血、跌打损伤、热毒痈疡、丹毒、烫伤等。

芒硝

性味归经：咸、苦，寒。归胃、肺、脾、肾、小肠、三焦、大肠经。

功效：泻热通便，润燥软坚，清火消肿。

应用：芒硝适用于实热便秘、大便燥结、积滞腹痛、肠痈肿痛等；外用可治疗乳痈，痔疮肿痛。

甘遂

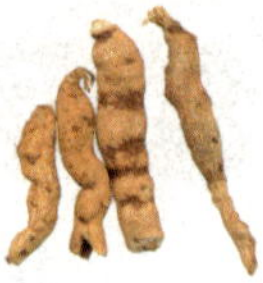

性味归经：苦，寒；有毒。归脾、肺、肾经、大肠经。

功效：泻水逐饮，破积通便。

应用：甘遂适用于水肿、腹水、留饮结胸、癫痫、痈肿、喘咳、大小便不通等。

川乌

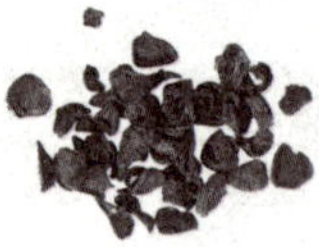

性味归经：辛、苦，热；有大毒。归心、肝、肾、脾经。

功效：祛风除湿，温经止痛。

应用：川乌适用于风寒湿痹、关节疼痛、心腹冷痛、寒疝作痛等。

禁忌：生品内服宜慎；孕妇忌用；不宜与贝母类、半夏、白及、白蔹、天花粉、瓜蒌类同用。

没药

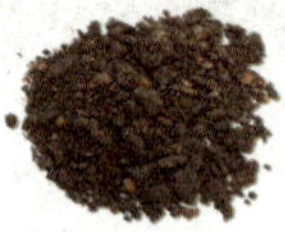

性味归经：辛、苦，平。归肝、脾、心、肾经。

功效：活血止痛，消肿生肌。

应用：没药适用于胸腹瘀痛、痛经、经闭、癥瘕腹痛、跌打损伤、筋骨疼痛、痈肿疮疡、肠痈、目赤肿痛等。

禁忌：孕妇忌服。

蜂蜜

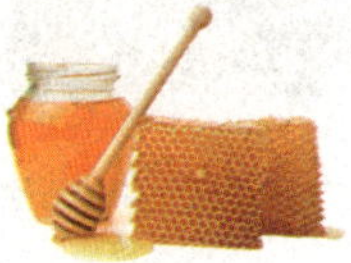

性味归经：甘，平。归肺、脾、大肠经。

功效：补中，润燥，止痛，解毒。

应用：蜂蜜适用于食饮不下、肌中疼痛、口疮等。

巴戟天

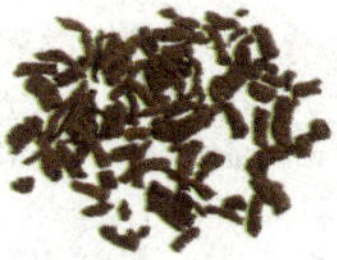

性味归经：甘、辛，微温。归肝、肾经。

功效：补肾助阳，强筋壮骨，祛风除湿。

应用：巴戟天适用于阳痿、遗精、宫冷不孕、月经不调、腹冷痛、风湿痹痛、筋骨痿软等。

马钱子

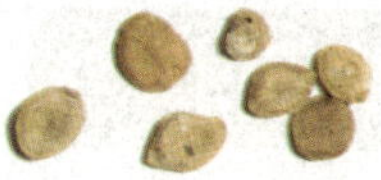

性味归经：苦，温；有大毒。归肝、脾经。

功效：通络止痛，消肿散结。

应用：马钱子适用于椎间盘突出症、三叉神经痛、类风湿性关节炎、跌打损伤、瘀血疼痛、风寒湿痹、全身关节拘急、麻木、癌肿等。

禁忌：不宜生用、多服久服；体质虚弱及孕妇禁服。过量服用可引起肢体颤动、惊厥、呼吸困难，甚至昏迷。

韭菜子

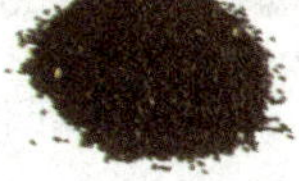

性味归经：辛、甘，温。归肝、肾经。

功效：补肝肾，暖腰膝，助阳，固精。

应用：韭菜子适用于阳痿、遗精、遗尿、尿频、腰膝酸软、冷痛、白带过多等。

乌梅

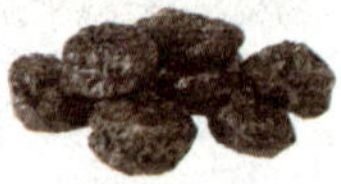

性味归经：酸、涩，平。归肝、脾、肺、大肠经。

功效：敛肺止咳，涩肠止泻，生津止咳，安蛔止痛。

应用：乌梅适用于肺虚久咳、虚热烦渴、久疟、久泻、痢疾、便血、尿血、血崩、蛔厥腹痛、呕吐、钩虫病等。

胡椒

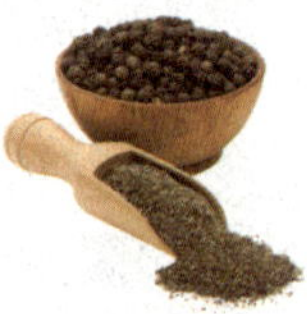

性味归经：辛，热。归胃、大肠经。

功效：温中散寒，下气消痰。

应用：胡椒适用于健胃进食、止痛、脾胃虚寒、呕吐、腹泻等。

花椒

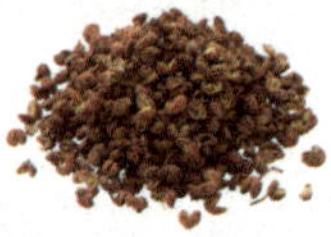

性味归经：辛，温。归脾、胃、肾经。

功效：温中散寒，除湿，止痛，杀虫。

应用：花椒适用于治积食停饮、心腹冷痛、呕吐、咳嗽气短等。

薄荷

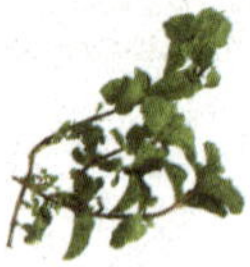

性味归经：辛，凉。归肺、肝经。

功效：疏散风热，清利头目，利咽透疹，疏肝行气。

应用：薄荷适用于外感风热、头痛、咽喉肿痛、食滞气胀、口疮、牙痛、疮疥、瘾疹、温病初起、风疹瘙痒、肝郁气滞、胸闷胁痛等。

菊花

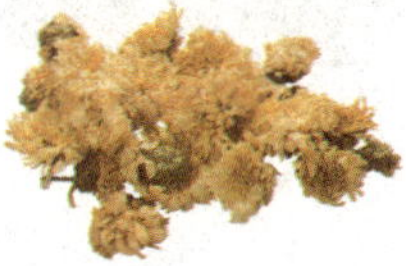

性味归经：甘、苦，微寒。归肺、肝经。

功效：疏风清热，明目，解毒。

应用：菊花适用于头痛、眩晕、目赤、心胸烦热、疔疮、肿毒等。

丁香

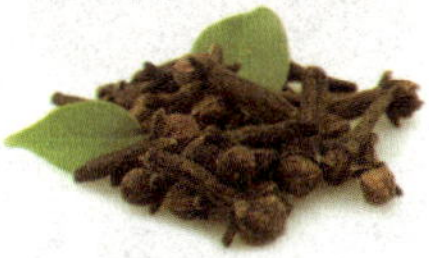

性味归经：辛，温。归脾、胃、肾、肺经。

功效：温中降逆，温肾助阳。

应用：丁香适用于胃寒痛胀、呃逆、吐泻、痹痛、疝痛、口臭、牙痛等。

山楂

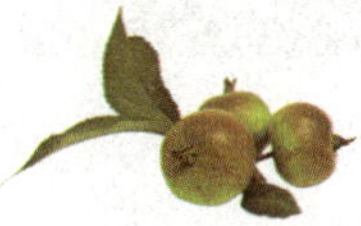

性味归经：酸、甘，微温。归脾、胃、肝经。

功效：消食化积，行气散瘀。

应用：山楂适用于肉食积滞、泻痢腹痛、疝气痛、瘀滞腹痛、胸痛、恶露不尽、痛经、吐血、便血等，能防治心血管疾病。

肉桂

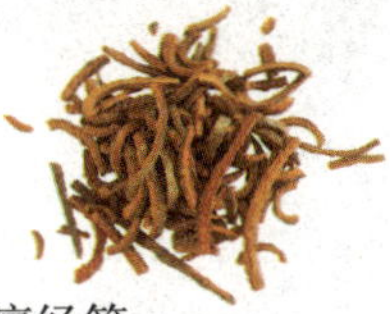

性味归经：辛、甘，大热。归肾、脾、心、肝经。

功效：温经通脉，散寒止痛。

应用：肉桂适用于阳痿、宫冷、心腹冷痛、虚寒吐泻、经闭、痛经等。

半夏

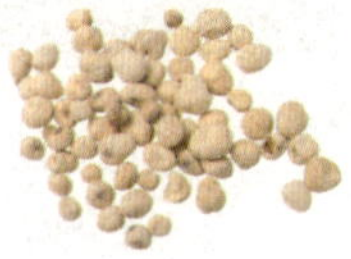

性味归经：辛，温；有毒。归脾、胃、肺经。

功效：燥湿化痰，降逆止呕，生用消疖肿。

应用：半夏适用于开胃健脾、止呕吐、去胸中痰满、降肺气，主咳结等。

麻黄

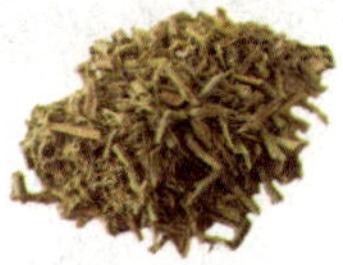

性味归经：辛、微苦，温。归肺、膀胱经。

功效：发汗散寒，宣肺平喘，利水消肿。

应用：麻黄适用于风寒感冒、胸闷喘咳、风水浮肿、风湿痹痛、阴疽、痰核等。

防风

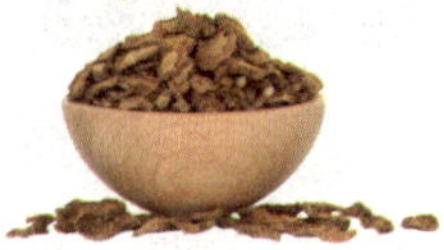

性味归经：辛、甘，微温。归膀胱、肝、脾经。

功效：祛风解表，胜湿止痛，止痉定搐。

应用：防风适用于外感表证、风疹瘙痒、风湿痹痛、破伤风等。

香薷

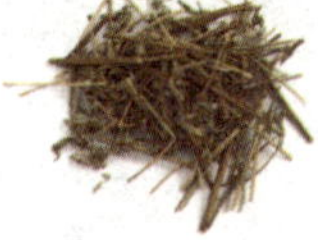

性味归经：辛，微温。归肺、脾、胃经。

功效：发汗解表，化湿和中，利水消肿。

应用：香薷适用于头痛发热、恶寒无汗、胸痞腹痛、呕吐腹泻、水肿、脚气等。

第二章

内科常见病的贴敷疗法

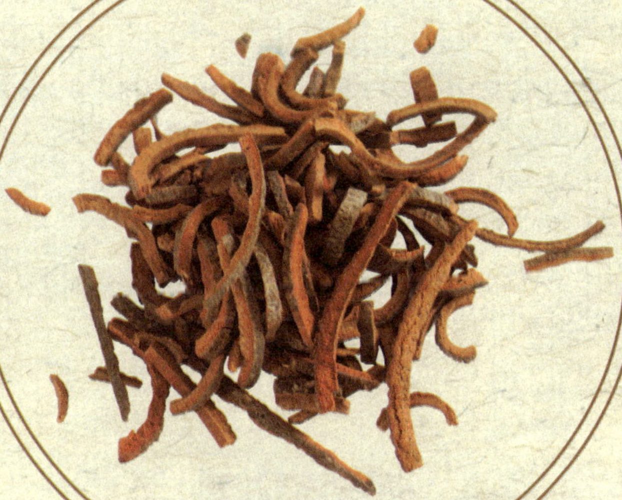

感 冒

概述

感冒，中医称为“伤风”，是一种由多种病毒引起的呼吸道常见病。中医将感冒分为风寒感冒、风热感冒、暑湿感冒、时行感冒（流行性感冒）4种类型。

病因

感冒主要的致病病毒为冠状病毒和鼻病毒。当人们因受凉、过度疲劳、营养不良等引起机体抵抗力下降时，就易诱发冠状病毒和鼻病毒的感染。

临床症状

风寒感冒 患者有恶寒、发热、鼻塞、流清涕、咳嗽、头痛、无汗、喜热饮、小便清长、舌苔薄白等症状。

风热感冒 患者有发热较轻、不恶寒、头痛较轻、有汗、鼻塞流涕、咳嗽伴咽喉痛、口干喜冷饮、小便黄、大便秘结、舌质红、舌苔薄黄等症状。

暑湿感冒 此类型感冒多发生在夏季，患者有恶寒、发热、口淡无味、头痛、头胀、腹痛、腹泻、呕吐等症状。

流行感冒 时行感冒与风热感冒的症状相似，患者有恶寒、高热、头痛剧烈、全身酸痛、鼻塞流涕等症状。

治疗原则

治疗风寒感冒宜发散风寒、辛温解表；治疗风热感冒宜清热利咽、辛凉解表；暑湿感冒常发生在夏季，治疗宜祛湿和中、解暑；对于时行感冒，治疗应以抗流感病毒、增强患者免疫力为主。

贴敷处方

处方 1

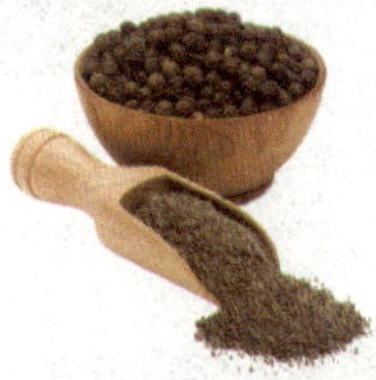
胡椒

组成 胡椒、丁香各7粒，葱白适量。

用法 前2味研末，入葱白混捣至膏状，取适量敷于大椎穴（大椎穴位于第7颈椎棘突下凹陷中），用胶布固定；另取药膏涂于双劳宫处（握拳时，中指尖所指的掌心处，即为劳宫穴），合掌放于两大腿内侧，夹定，屈膝侧卧，盖被取汗，早晚各1次，每次45～60分钟，连用2～3天或至病愈为止。

适应证 风寒感冒。

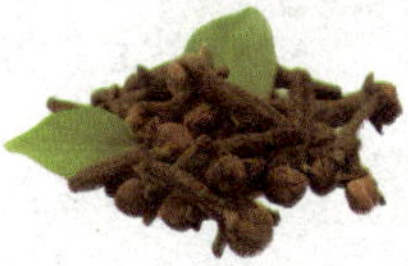
丁香

处方 2

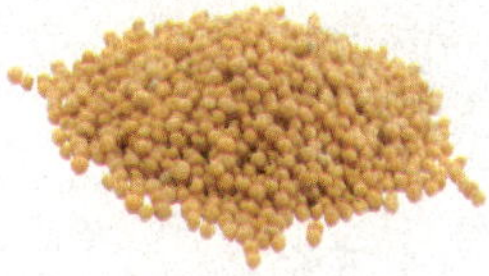
白芥子

组成 白芥子100克，鸡蛋清适量。

用法 将白芥子粉碎为末过筛，鸡蛋清和药末混合调成糊状，贴敷于神阙、大椎、涌泉，盖以纱布，用胶布固定。盖被取微汗即愈。

适应证 风寒感冒。

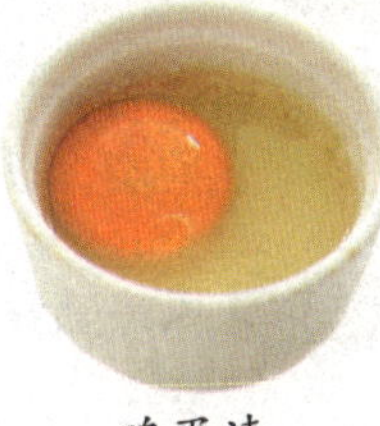
鸡蛋清

处方 3

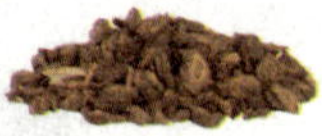
羌活

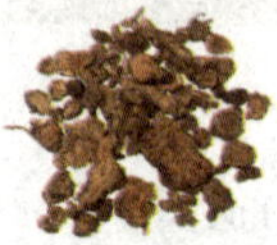
苍术

白矾

组成 羌活10克，苍术、白矾各6克。

用法 将羌活、苍术、白矾研末，取药末适量外敷于肚脐处，用纱布覆盖、胶布固定。每次4～6小时，每日2次，连贴3～4天。

适应证 风寒感冒。

处方 4

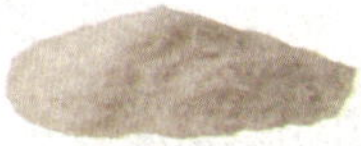
生石膏

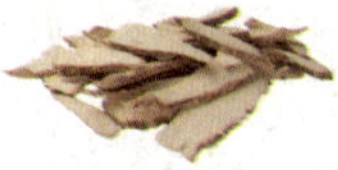
白芷

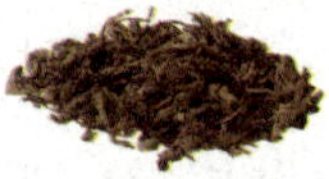
薄荷

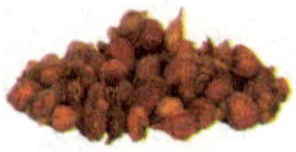
栀子

组成 生石膏60克，白芷、薄荷各10克，栀子15克。

用法 将生石膏、白芷、薄荷、栀子共研为细末，用浓茶汁调匀放手帕中包敷在前额，以带束之，每日换1次药。

适应证 风热感冒。

咳　嗽

概述

咳嗽是肺系疾病的一种症状，它是人体清除呼吸道内分泌物或异物的保护性呼吸反射动作，通过咳嗽产生呼气性冲击动作，将呼吸道内的异物或分泌物排出体外。

病因

中医认为，咳嗽的病因无外乎两种，一是外感六淫之邪；二是脏腑之病气，均可引起肺气不清失于宣肃，迫气上逆而作咳。

临床症状

风寒咳嗽　症状表现为发热头痛、鼻塞流清涕、咳嗽频作、痰白稀薄、无汗恶寒、舌苔薄白、脉象浮紧。

风热咳嗽　症状表现为咳嗽不爽、痰黄黏稠、不易咳出、口渴咽痛、鼻塞流脓涕、伴有发热、头痛、微微汗出、舌苔薄黄、脉浮数、指纹浮紧。

风燥咳嗽　症状表现为干咳、无痰或少痰、不易咳出、喉痒、咽干痛、口鼻干燥、微恶风寒、身热、鼻塞、舌苔薄白或薄黄、脉浮数者。

肺热咳嗽　症状表现为咳嗽痰多、黏稠难咳、发热口渴、面赤唇红、目赤口苦、舌红少津、苔黄、脉象滑数、指纹沉紫、小便短赤、大便干燥、烦躁不宁。

阴虚燥咳　症状表现为干咳无痰或痰少而黏、不易咳出、口渴咽干、喉痒声嘶、手足心热、咳痰带血。

痰湿咳嗽　症状表现为咳嗽痰壅、色白而稀、胸闷纳呆、舌质淡红、苔白腻、脉滑、指纹色红。

肺虚久咳　症状表现为咳咳无力、痰白清稀、面色㿠白、气短懒言、语声低微、喜温畏寒、体虚多汗、舌质淡嫩、脉细少力、指纹淡红。

贴敷处方

处方 1

组成 鱼腥草15克，青黛、蛤壳各10克，葱白3根，冰片0.3克。

用法 将鱼腥草、青黛、蛤壳研成粉末，再将葱白、冰片、药末一起捣烂成糊状后放在一旁备用，之后用乙醇涂擦脐部消毒，取药糊敷在肚脐上。每日换药1次，直到痊愈后停药，10次为1个疗程。

适应证 风热咳嗽，久咳。

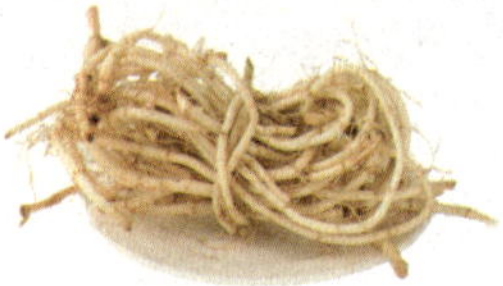

鱼腥草

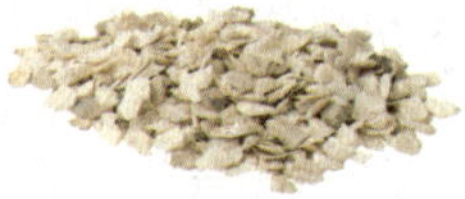

青黛

处方 2

组成 吴茱萸、丁香各15克，肉桂30克，冰片1克。

用法 将研成细末，装进有色瓶内密封备用。北方患者在白露前后，南方患者在寒露之前，取适量药粉填在肚脐中，以肚脐满为标准，外用胶布封贴。2～3天换药1次，10次为1个疗程。每个疗程需间隔5～7日，连贴4～6个疗程，直到次年春暖花开为止。

适应证 肺胃虚寒所致的痰湿咳嗽。

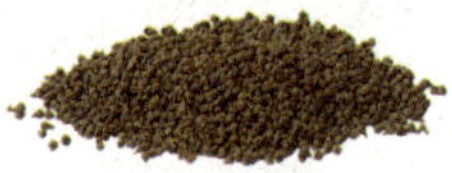

吴茱萸

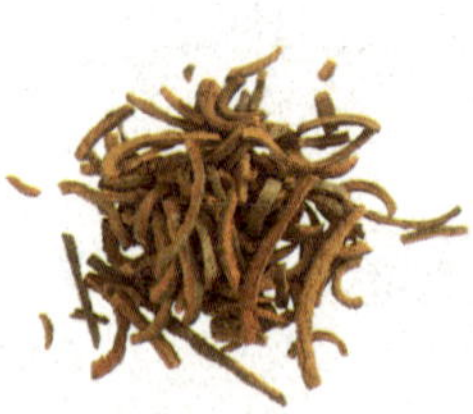

肉桂

处方 3

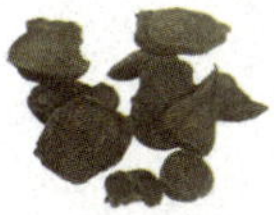
附子片

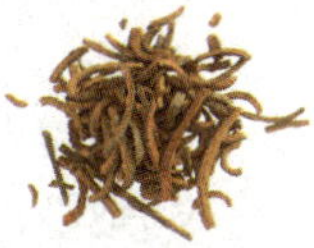
肉桂

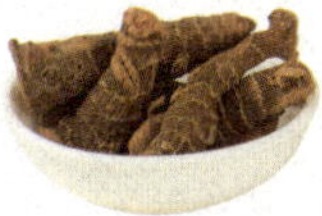
干姜

组成 附子片、肉桂、干姜各20克，山柰10克。

用法 将以上药物共研成细末，备用。先用拇指按摩双侧肺俞穴半分钟左右，使局部皮肤发红，再取适量药粉放在这个穴位上并用胶布固定，隔日换药1次。

适应证 急性咳嗽和慢性咳嗽。

处方 4

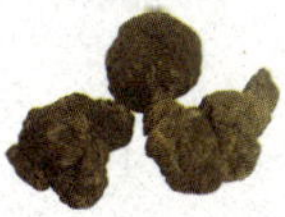
生地黄

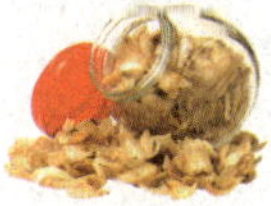
百合

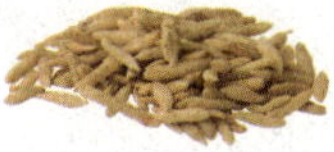
麦冬

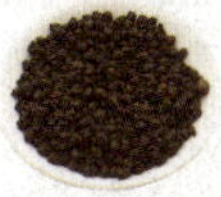
五味子

组成 生地黄、百合、麦冬、五味子各10克，人参6克。

用法 将上述药物共研为细末，放入瓶中贮藏备用。用时取适量，以凉开水调成糊状，贴敷在肚脐上，外用纱布覆盖、胶布固定。每日换药1次，直到病愈为止。

适应证 干咳无痰、少痰。

头 痛

概述

头痛多表现为以头的局部或整个头部发生疼痛的症状，大多无特异性，且预后良好。头痛可见于多种疾病中，如感染性发热、颅内疾病、神经症、偏头痛等。

病因

头痛可分为外感与内伤两类。外感以风邪为主，挟寒、挟热、挟湿，其证属实。内伤头痛有虚有实，肾虚、气虚、血虚头痛属虚，肝阳、痰浊、瘀血头痛属实，或虚实兼挟。外感头痛，因感受外邪引起，以风寒、风热、风湿3种为常见。内伤头痛是由脏腑气血失调所致，多见于急性疾病、慢性疾病的发作过程中，较为复杂。

临床症状

风寒型头痛 多发于风寒侵袭之后，症状表现为头痛剧烈，有紧束感，或痛连项背，恶风寒，口不渴，苔薄白，脉浮或紧。

风热型头痛 症状严重者、表现为头痛剧烈、痛胀如裂、面红目赤、恶风发热、口渴欲饮、尿黄便干、舌边尖红、苔薄黄、脉浮数。

风湿型头痛 症状表现为头痛如裹、肢体困重、不思饮食、小便不利、大便溏薄、苔白腻、脉濡。

肝阳型头痛 症状表现为头痛眩晕、心烦易怒、常因精神紧张而诱发、睡眠不安、面红面赤、耳鸣便秘、舌质红、苔少或薄黄、脉弦有力。

气虚型头痛 症状表现为头痛绵绵、时发时止、遇劳加剧、倦怠乏力、时有眩晕、畏寒少气、口淡乏味、胃纳不佳。苔薄白、脉大无力。

血虚型头痛 症状表现为头昏眼花、头痛绵绵、午后较甚、神疲乏力、心悸易惊、面色少华、舌淡、脉细弱。

贴敷处方

处方 1

组成 大黄、朴硝各等分。

用法 将上述药物共研为细末，取药末10～20克，用清水调和并捏成饼状，贴于双侧太阳处，外面用纱布盖上，并用胶布固定。每日换药1次。

适应证 风热型头痛。

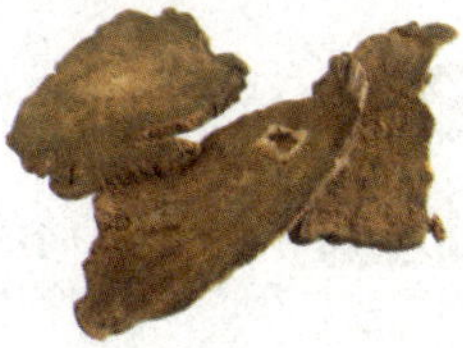

大黄

处方 2

组成 蓖麻子仁、乳香各10克。

用法 将蓖麻子仁、乳香捣烂制成饼状。贴敷在双侧太阳处，每日1次，一般用药20分钟即可显效。

适应证 偏头痛者、头额部疼痛。

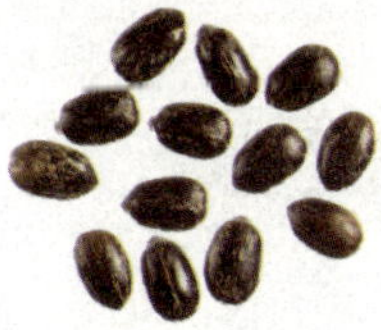

蓖麻子仁

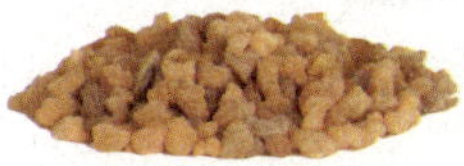

乳香

处方 3

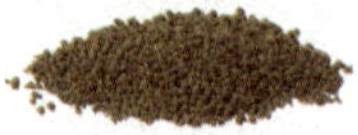

吴茱萸

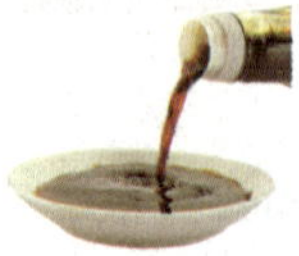

食醋

组成 吴茱萸10克，食醋10毫升。

用法 将吴茱萸研成末状，用食醋调成糊状，贴于足心涌泉处。每日换药1次，7天为1个疗程。一般而言，贴敷2～3个疗程即可痊愈。

适应证 肝阳型头痛。

处方 4

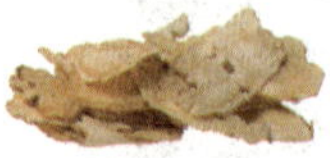

当归

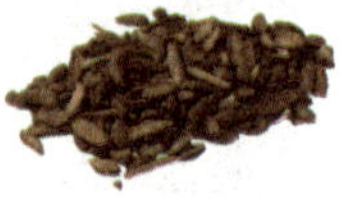

香附

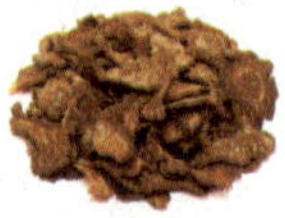

川芎

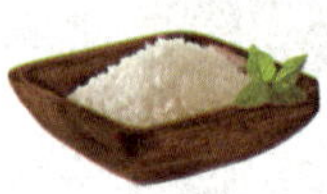

食盐

组成 当归12克，香附、川芎各6克，食盐20克。

用法 将上述药共研为粗末，炒热，外敷在头痛部位即可。

适应证 风寒型头痛，畏风者。

眩　晕

概述

眩晕就是我们平常所说的头晕目眩。头晕表现为感觉自身或外界景物旋转；目眩表现为眼花或眼前发黑、视物模糊。这两种症状经常同时出现，统称为“眩晕”。眩晕可分为真性眩晕和假性眩晕。真性眩晕是由眼、本体觉或前庭系统疾病引起的，有明显的外物或自身旋转感。假性眩晕多由全身系统性疾病引起，如心血管疾病、脑血管疾病、贫血、尿毒症、药物中毒、内分泌疾病、神经官能症等几乎都有轻重不等的头晕症状，患者有“飘飘荡荡”的感觉。

病因

眩晕的病因多种多样，但最常见的包括内耳问题、脑部血液循环障碍及神经系统疾病。内耳功能紊乱，如前庭神经元炎，会直接影响平衡感。脑部供血不足，可能源于动脉硬化或低血压，导致眩晕。神经系统疾病，诸如多发性硬化症，亦能干扰大脑处理平衡信息的能力。深入诊断，精准治疗，是解决眩晕问题的关键。

临床症状

肝阳上亢　症状多表现为眩晕耳鸣、头痛且胀，每遇烦劳或恼怒而头晕，头痛增剧，面色潮红，急躁易怒，少寐多梦，口苦，舌质红，苔黄，脉弦。

气血两虚　症状表现为头晕眼花、动则加剧、面色苍白、唇甲不华、心悸失眠、神疲懒言、食少纳呆、舌质淡、脉细弱。

肾精亏损　症状表现为头晕目眩、腰膝酸软、神疲健忘、遗精耳鸣、失眠多梦。

痰浊中阻　症状表现为头昏如蒙、恶心、目视色黑、胸闷、呕吐痰涎。舌苔白腻、脉滑。

贴敷处方

处方 1

组成 黄芪15克，五味子、棉花根各10克，当归5克。

用法 上述药物共研成细末，取适量药末，加清水调成糊膏状，贴敷在肚脐上，盖上纱布，并用胶布固定。每日换药1次，5次为1个疗程。

适应证 气血两虚型眩晕。

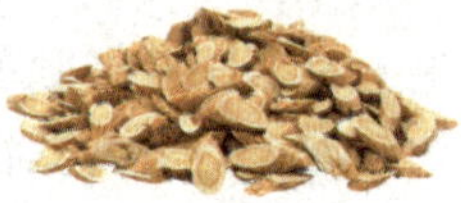
黄芪

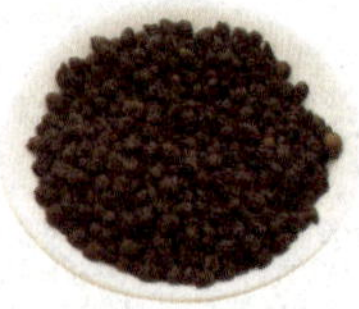
五味子

处方 2

组成 吴茱萸20克，肉桂2克，米醋适量。

用法 吴茱萸、肉桂共研为细末，用米醋调匀，捏成饼状，在睡前取药贴敷于双足涌泉，外以青菜叶或树叶包扎，盖上纱布，并用胶布固定，第2天早晨取下，连用3～5次。

适应证 眩晕。

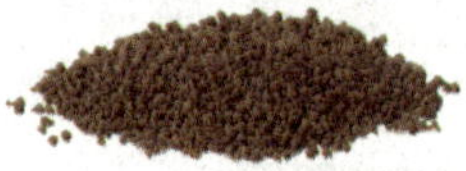
吴茱萸

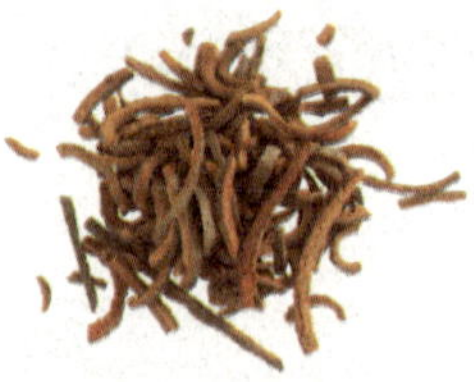
肉桂

处方 3

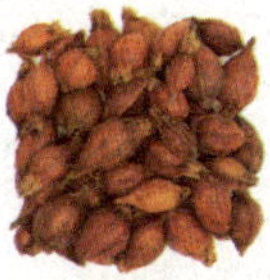

山栀

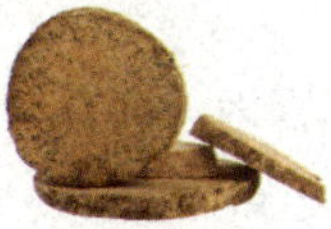

大黄

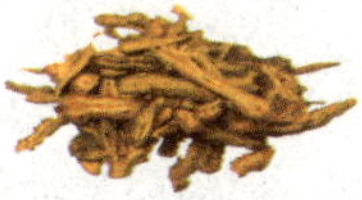

黄连

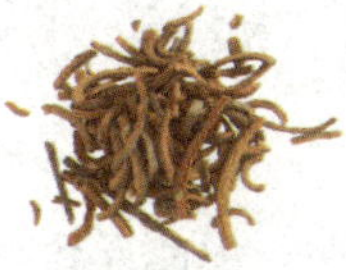

肉桂

组成 山栀20克，大黄、黄连各10克，肉桂5克，米醋适量。

用法 将上述药物共研为药末，取药末30克，用米醋适量，调成糊膏状，贴在双足心涌泉处，盖上纱布，并用胶布固定，每天换药1次。

适应证 肝阳上亢型眩晕。

处方 4

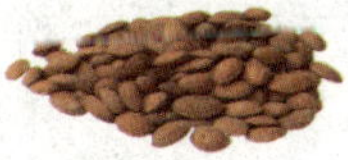

桃仁

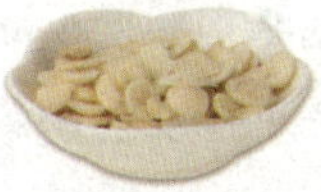

杏仁

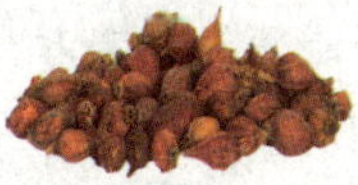

栀子

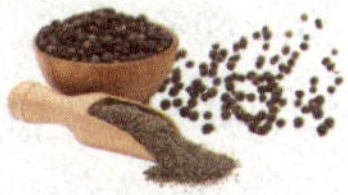

胡椒

组成 桃仁、杏仁各12克，栀子3克，胡椒7粒。

用法 将上述药一起捣烂，加1个鸡蛋清调成糊状，分3次使用。每晚睡前贴敷在足心涌泉上，白天除去。每天1次，每次敷一足，两足交替贴敷，6次为1个疗程。3天测量1次血压，敷药处皮肤会出现青紫色。

适应证 高血压引发的眩晕。

哮喘

概述

哮喘是一种慢性支气管疾病，患者的气管因为发炎而肿胀，呼吸管道变得狭窄，因此导致呼吸困难。哮喘分为内源性哮喘和外源性哮喘两类。

病因

猫狗的皮垢、真菌等变应原的侵入、微生物感染、过度疲劳、情绪波动大、气候寒冷导致呼吸道感染、天气骤变、气压降低等都可能引发哮喘。对于因呼吸道感染引起气管狭窄所致的哮喘，治疗的首要任务是松弛气管平滑肌。对于因花粉、动物毛发、刺激性气味等因素引起气管过敏所致的哮喘，治疗以抗过敏为主。哮喘是一种慢性消耗性疾病，长期患病会导致肺气、肾气虚弱。因此，对于虚喘患者，治疗应以补肾敛肺、纳气定喘为主。发病期要补充蛋白质、维生素和矿物质，以增强患者体质和抗病能力。

临床症状

外源性哮喘 外源性哮喘是患者对变应原产生过敏的反应，变应原包括尘埃、花粉、动物毛发、衣物纤维等。患者常有发作先兆，如发作前先出现鼻痒、咽痒、流泪、喷嚏、干咳等，发作期出现喘息、胸闷、气短、平卧困难等症状。

内源性哮喘 内源性哮喘患者一般先有呼吸道感染，出现咳嗽、吐痰、低热等症状，后逐渐出现喘息、胸闷、气短等症状。多数病程较长，缓解较慢。

贴敷处方

处方 1

组成 炙白芥子、延胡索各21克，细辛、甘遂各12克，生姜汁适量。

用法 将上述药共研为细末，装入塑料袋备用。每用时取适量药末，加生姜汁调成糊状，分别摊在6块直径约为5厘米的塑料布或者油纸上，贴敷在心俞、肺俞、膈俞等穴位处，用胶布固定，一般贴4～6小时。夏季入伏10天贴1次，即初伏、二伏、三伏各贴1次，共贴3次，一般连贴3年。

适应证 哮喘发作期、缓解期均可使用。

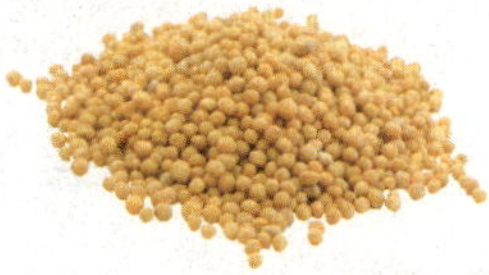
炙白芥子

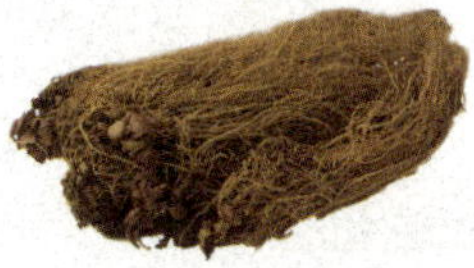
细辛

处方 2

组成 肉桂、公丁香、麻黄各12克。

用法 上述药物混合共碾成细末，装瓶备用。用药时取适量药末，用水调成膏，敷在神阙上，用纱布覆盖，并用胶布固定。每日换药1次，10次为1个疗程。

适应证 慢性支气管哮喘。

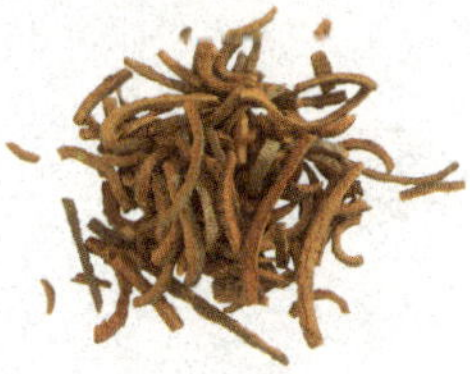
肉桂

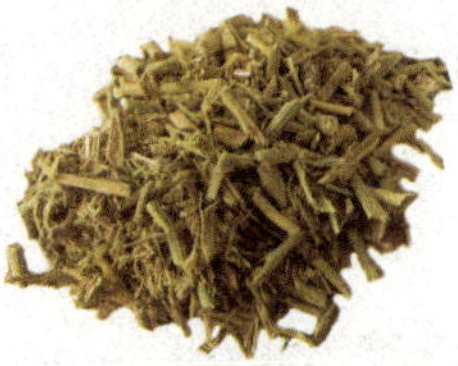
麻黄

处方 3

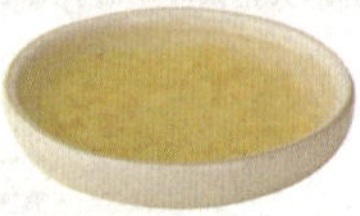
鲜姜汁

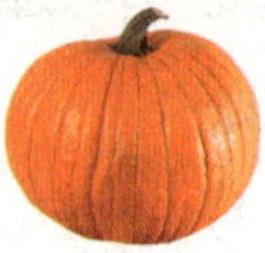
南瓜

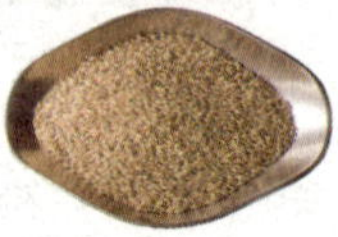
麦芽

组成 鲜姜汁60克，南瓜5个，麦芽1500克。

用法 南瓜去子，切块后放入锅中加水煮烂如粥，用纱布绞汁，将汁煮剩一半，加入鲜姜汁、麦芽，以文火熬成膏，每晚服用150克，严重患者可早晚服用。

适应证 哮喘。

处方 4

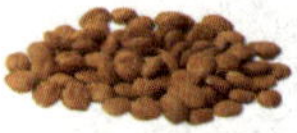
杏仁

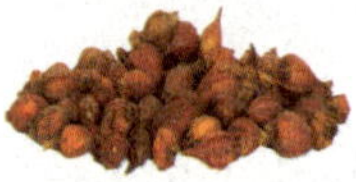
栀子

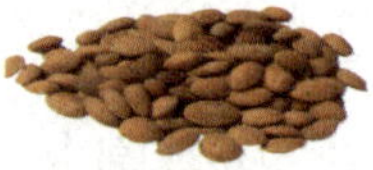
桃仁

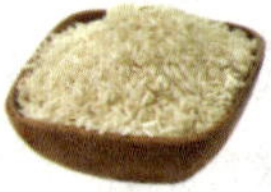
糯米

组成 杏仁6克，栀子18克，桃仁60克，糯米5克，胡椒3克。

用法 将上述药物共研成细末，以鸡蛋清调成软面团，平均分为4份，分别贴敷在双侧涌泉及其足背相对应的位置，12小时取下，隔12小时可做第2次治疗。贴敷的时候宜用新鲜菜叶或塑料薄膜外包，防止药团干燥。

适应证 适用于哮喘。一般用药5天后见效，10天后病情基本得到控制。

肺　炎

概述

肺炎又称肺闭喘咳和肺风痰喘，是指肺泡腔和间质组织的肺实质感染，通常发病急、变化快、并发症多，是内科、儿科的常见病之一。

病因

肺炎的病因包括接触到顽固性病菌或病毒，身体抵抗力弱（如长期吸烟），没有正确处理，心肺有其他病变（如癌症、气管扩张、肺尘埃沉着病等）。肺炎多因感染葡萄球菌或肺炎球菌所引起，因此治疗此病的首要任务是对抗葡萄球菌、抑制肺炎球菌。

临床症状

寒战、高热　患者通常起病急，突然寒战，继发高热，体温可高达39～40℃，伴有头痛、全身肌肉酸痛，食量减少。

咳嗽、咯血　患者初期为刺激性干咳，继而咳出白色黏液痰或带血丝痰，而后会咳出黏液血性痰或铁锈色痰。进入消散期后痰量增多，痰黄而稀薄。

胸痛　患者常有剧烈针刺样胸痛，随咳嗽或深呼吸而加剧，可放射至肩或腹部。

呼吸困难　患者呼吸困难、呼吸快而浅，病情严重时会出现面唇发绀。

其他症状　病情严重的患者可出现神志模糊、烦躁、嗜睡、昏迷等症状。

贴敷处方

处方 1

组成 白芥子30克，面粉10克。

用法 白芥子炒黄、炒香后，研制成细末，加入面粉用温开水调成糊状。将药糊敷在双侧肺俞、阿是穴，用纱布覆盖，并用胶布固定。一般敷药1～2小时，或等到局部发红，或有灼烧感时除药。每日用药1～2次，连用3～5天为1个疗程。

适应证 肺炎。

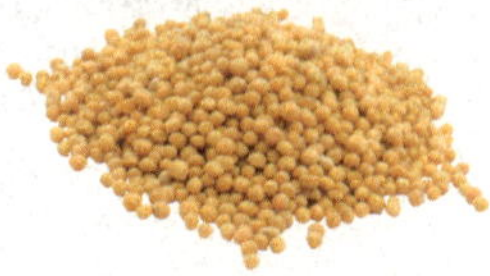
白芥子

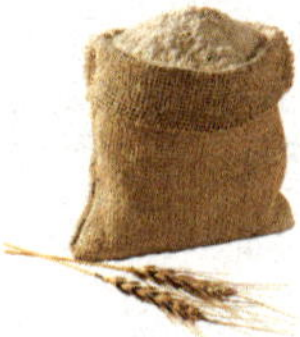
面粉

处方 2

组成 栀子25克，桃仁6克，明矾3克，米醋适量。

用法 栀子、桃仁、明矾共研为粉末，加米醋调成糊状，摊在纱布上，然后贴在胸部。每天换药1次，连用7～10天为1个疗程。

适应证 肺炎。

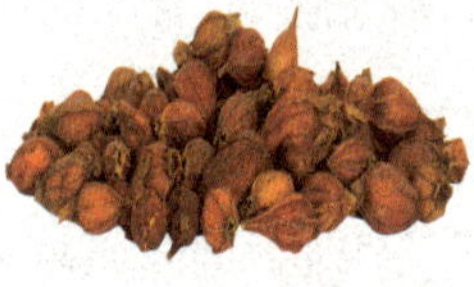
栀子

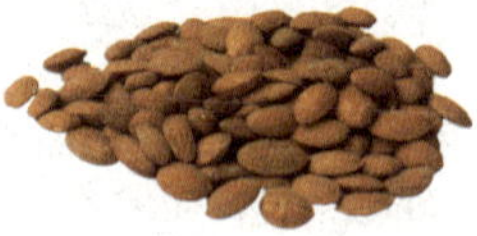
桃仁

处方 3

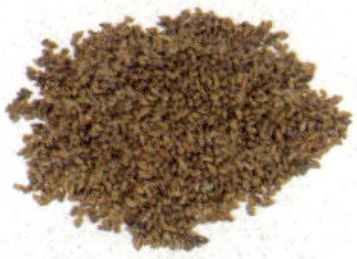
决明子

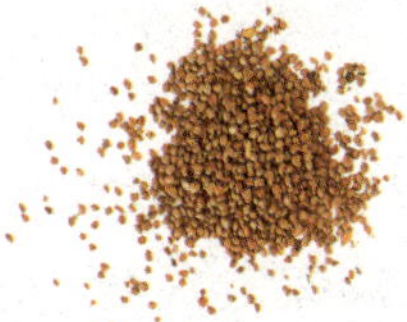
莱菔子

组成 决明子90克，莱菔子30克。

用法 将决明子、莱菔子共捣成末，敷在肚脐上，用纱布固定。

适应证 肺热壅肺所致的肺炎、咳嗽、咳痰等。

处方 4

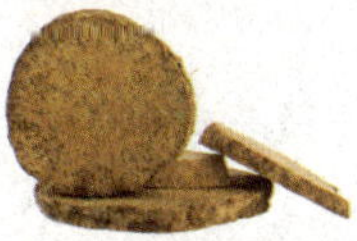
大黄

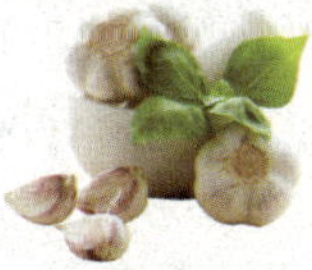
大蒜

芒硝

组成 大黄200克，大蒜100克，芒硝50克。

用法 将大蒜、芒硝2味药共捣成泥状，敷在肺俞和阿是穴，敷时下垫2～4层油纱布，前胸后背轮敷，一次敷2小时。敷完后，温开水洗净。大黄研成细末，以醋调成膏糊，敷于阿是穴，每日敷2次，每次敷药8小时。

适应证 风热犯肺型肺炎。

腹 泻

概述

腹泻是一种常见病、多发病，可由多种疾病引起。腹泻一般是指大便次数增多，粪质溏薄或完谷不化，甚至泻出如水样的大便。腹泻分为急性腹泻与慢性腹泻两类，前者是指腹泻呈急性发病，历时短暂，而后者一般是指腹泻超过2个月。

病因

肠道感染，包括食物中毒在内，是引起急性腹泻最常见的病因。进食了被金黄色葡萄球菌、沙门菌、嗜盐杆菌、肉毒杆菌等污染了的食物后，可出现发热、腹痛、呕吐、腹泻及脱水的症状。

临床症状

寒湿泄泻 症状表现为泄泻清稀（严重者如水样）、脘闷食少、腹痛肠鸣。舌苔白腻、脉濡缓。

湿热泄泻 症状表现为泄泻腹痛、泻下急迫或泻而不爽、粪呈黄褐色、气味臭秽、肛门灼热、小便短赤、舌苔黄腻、脉滑数。

伤食泄泻 症状表现为腹痛肠鸣、大便臭如败卵、泻后痛减、脘腹胀满、嗳腐酸臭、不思饮食、舌苔厚腻、脉滑。

脾虚泄泻 症状表现为大便时溏时泻、完谷不化、饮食减少、食后脘闷不舒、稍进油腻食物则大便次数明显增加、面色萎黄、舌淡苔白、神情倦怠、脉细弱。

肾虚泄泻 症状表现为脐腹作痛、肠鸣即泻、泻后则安、形寒肢冷、腰膝酸软、舌淡苔白、脉沉细。

水饮留肠 症状表现为形体消瘦、肠鸣漉漉有声、便泻清水或大便呈泡沫样、泛吐清水、舌质淡、苔白滑、腹胀尿少、脉象濡滑。

瘀阻肠络 症状表现为泄泻日久、泻后有不尽之感、腹部刺痛、痛有定处、按之痛甚、面色晦滞、口干不欲多饮、舌边有瘀斑或舌质暗红、脉弦小涩。

贴敷处方

处方 1

组成 吴茱萸50克，食盐100克。

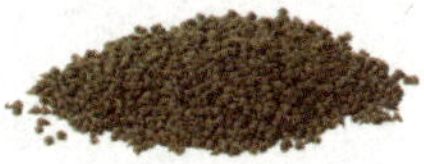

吴茱萸

用法 将吴茱萸和食盐共捣碎，放入锅内炒热。用布包趁热敷于脐部，凉则再炒再敷。每次敷30～50分钟，每日1～2次，3～5天为1个疗程。

适应证 寒性腹泻。

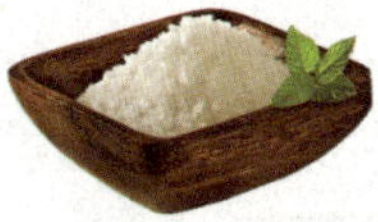

食盐

处方 2

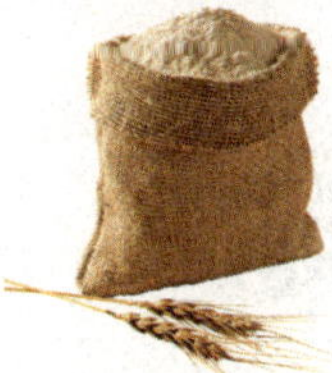

白面

组成 枯矾50克，白面20克，米醋适量。

用法 将枯矾研成细末状，加入白面、米醋调和成糊状，敷炙时取药糊分别涂在神阙、涌泉，用纱布覆盖，并用胶布固定，一日换药3～5次。

适应证 久泻不愈。

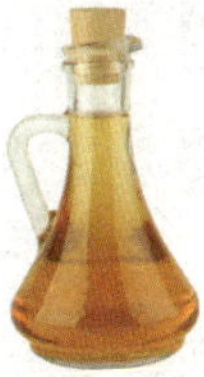

米醋

处方 3

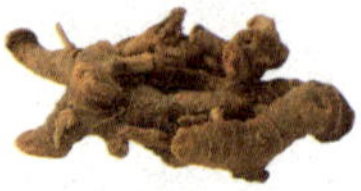
干姜

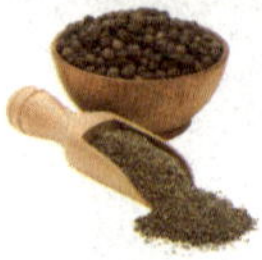
胡椒

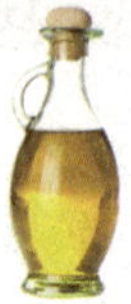
豆油

组成 干姜、胡椒各12克，豆油500克，樟丹240克，鲜生姜、葱白各适量。

用法 除樟丹外，将上述药物放豆油内浸1天，倒入锅内加热，将药炸枯后过滤，再把油熬制滴水成珠时，离火，边搅拌边慢慢加入樟丹，出现大量泡沫时，依然置于火上，熬至浓稠后取下，置于冷水中，去火毒。用时取膏药摊至3厘米 × 8厘米的牛皮纸上，分别贴于脾俞、神阙、天枢上。

适应证 腹泻。

处方 4

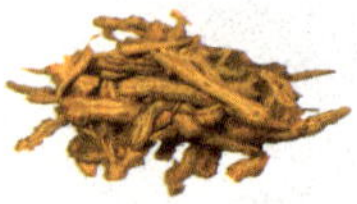
黄连

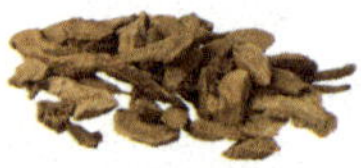
木香

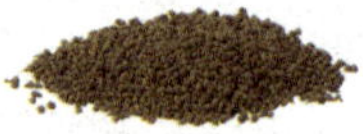
吴茱萸

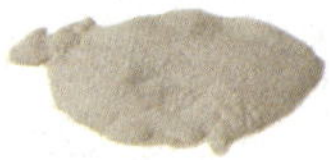
滑石

组成 黄连12克，木香15克，吴茱萸10克，滑石30克。

用法 将上述药物共研为细末，用时贴于神阙和大肠俞，用纱布包裹，并用胶布固定。

适应证 热泻。

便　秘

概述

便秘是临床常见的复杂症状，而不是一种疾病，主要指排便次数减少、粪便干结、排便费力、粪便量减少等。上述症状同时存在2种以上时，即为便秘。

病因

中医认为，便秘的病因为燥热内结、气滞不行、气虚传送无力、血虚肠道干涩、阴寒凝结等。而西医认为，引起便秘的病因包括疾病、药物、精神、饮食等因素。

临床症状

热结便秘　症状表现为大便干结、小便短赤、面红身热或兼有腹胀腹痛、口干口臭、舌红苔黄或黄燥、脉滑数。

气滞便秘　症状表现为大便秘结、欲便不得、嗳气频作、胸胁痞满、肛门坠胀、腹中胀痛、纳食减少、舌苔薄腻、脉弦。

阳气亏虚　症状表现为临厕乏力、汗出短气、便后疲乏、大便不干硬、面色㿠白、舌淡嫩、苔薄、脉虚、神疲气怯、小便频且色淡量多。

阴血亏虚　症状表现为大便秘结、排出困难、头晕目眩、心悸、面色无华，多伴有心慌心烦、头晕无力、唇舌色淡、脉细涩。

贴敷处方

处方 1

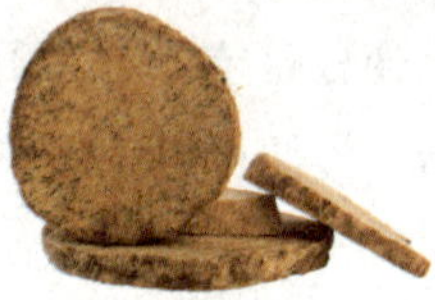
大黄

组成 大黄、蜂蜜、白酒各适量。

用法 将大黄研成细末，装入干净的瓶内备用。用时取适量细末，加蜂蜜与白酒各半，调成糊状，敷在脐部，盖住脐窝即可，用纱布或塑料薄膜覆盖，并用胶布固定。每日睡前贴敷，次日起床除去，连续1周为1个疗程。

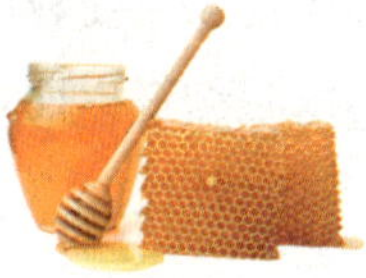
蜂蜜

适应证 习惯性便秘。

处方 2

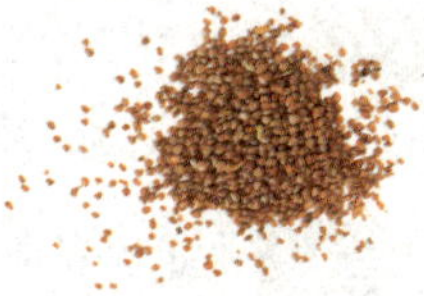
莱菔子

组成 莱菔子12克，大黄10克，食盐、连须葱白各适量。

用法 莱菔子和大黄共碾成细末，加食盐和葱头共捣烂成膏状，于锅内炒热，敷在患者的肚脐上，用纱布覆盖，并用胶布固定，每日换药1次。

适应证 热秘、冷秘、气秘型便秘均可运用。

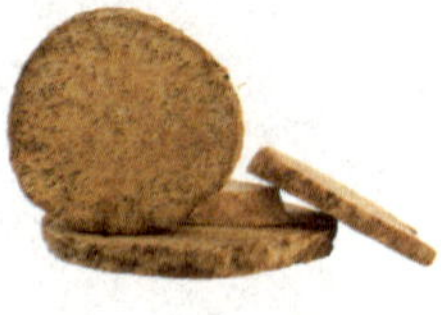
大黄

处方 3

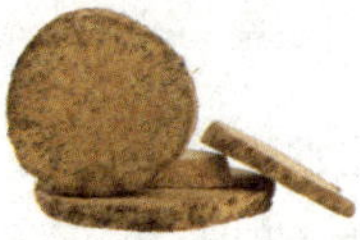
大黄

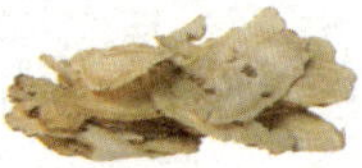
当归

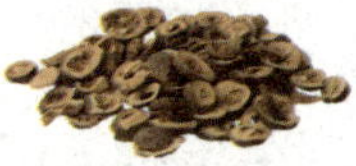
枳实

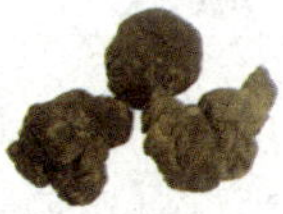
生地黄

组成 芒硝、大黄、当归、枳实、生地黄各25克，厚朴、陈皮各12克。

用法 将上述药物混合共研成细末，过筛，放入瓶中备用。用时取适量药末，填入患者肚脐内的2/3处，滴以香油，用纱布覆盖，并用胶布固定，每日换药1次。

适应证 热秘或滞便便秘。

处方 4

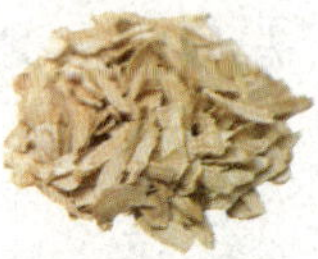
当归

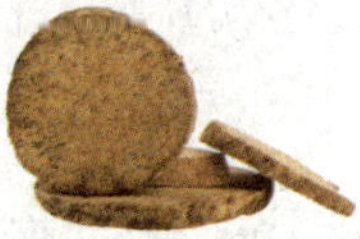
大黄

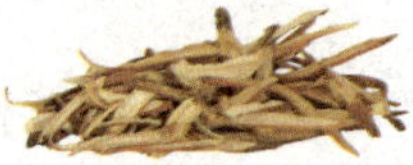
甘草

芒硝

组成 当归60克，大黄30克，甘草、芒硝各15克。

用法 将当归、大黄、甘草、芒硝熬成膏，贴在肚脐上，或煎成药液，蘸取药液按摩腹部。

适应证 便秘。

失 眠

概述

失眠是一种常见的病症，症状表现为入睡困难、彻夜难眠、睡眠中间易醒和早醒、睡眠质量低下、经常不能获得正常睡眠。长期失眠容易导致心烦意乱、疲乏无力，甚至出现头痛、多汗、多梦、记忆力减退，诱发一些身心性疾病。

病因

失眠大多由情志不舒、饮食内伤、禀赋不足、心虚胆怯、年迈衰老等原因，引起心神不安或者心神失养，从而导致不能获得正常睡眠。

临床症状

肝郁化火 症状表现为不寐、不思饮食、口渴喜饮、目赤口苦、情绪急躁易怒、小便黄赤、大便秘结。舌红苔黄、脉弦而数。

痰热上扰 症状表现为不寐、恶食吸气、吞酸恶心、心烦、痰多胸闷、口苦、头重目眩。苔腻而黄、脉滑数。

阴虚火旺 症状表现为心烦不寐、心悸不安、腰酸梦遗、五心烦热、头晕耳鸣、健忘、口干津少。舌红、脉细数。

心脾两虚 症状表现为多梦易醒、心悸健忘、饮食无味、面色少华、头晕目眩、肢倦神疲。舌淡苔薄、脉细弱。

心胆气虚 症状表现为不寐多梦、易于惊醒、气短倦息、胆怯心悸、遇事善惊、小便清长、舌淡、脉弦细。

贴敷处方

处方 1

组成 黄连6克，五味子、朱砂各5克。

用法 将上述药物共研成细末，备用。用时取药粉0.3克，填于肚脐内，外贴胶布。每日换药1次。

适应证 失眠、烦躁。

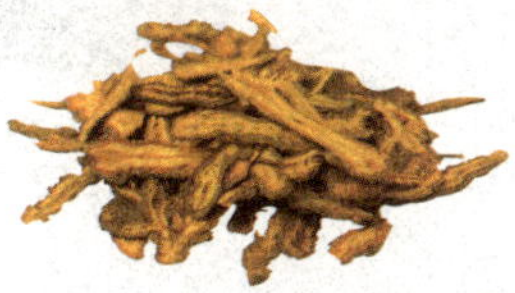

黄连

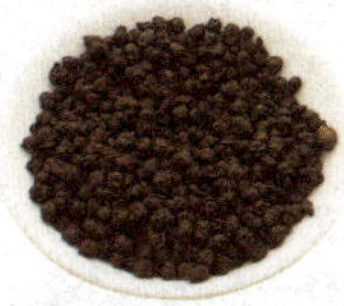

五味子

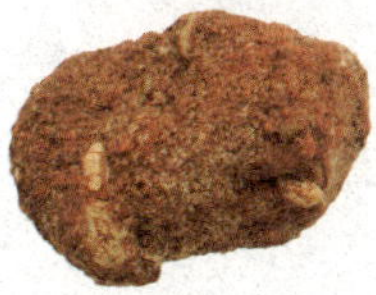

朱砂

处方 2

组成 吴茱萸9克，米醋适量。

用法 将吴茱萸研成细末，用米醋调成糊状，敷在两足涌泉，用胶布固定，每日1次。

适应证 心肾不交型失眠。

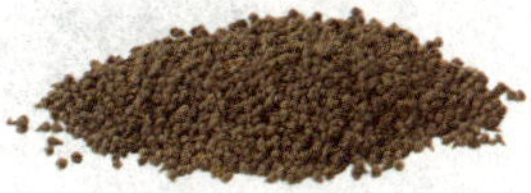

吴茱萸

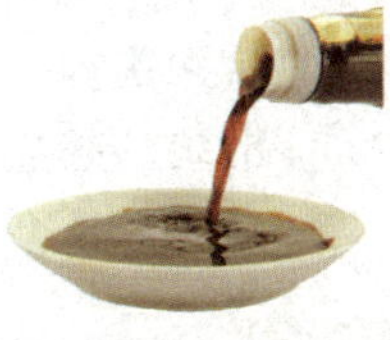

米醋

处方 3

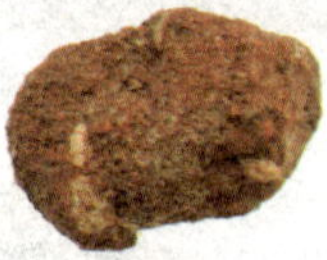
朱砂

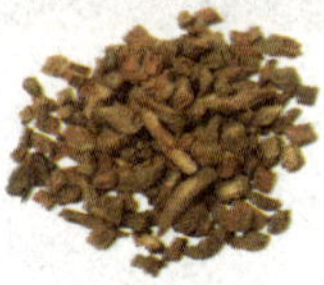
丹参

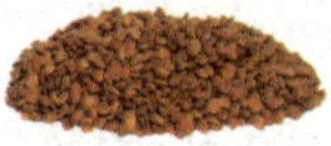
枣仁

组成 茯神、朱砂各10克，枣仁、琥珀各12克，丹参15克。

用法 将上述药物共研成细末备用。每次取药粉2克，以蜂蜜调成膏，敷于肚脐部。

适应证 失眠。

处方 4

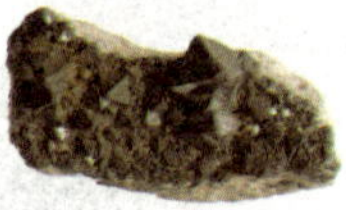
磁石

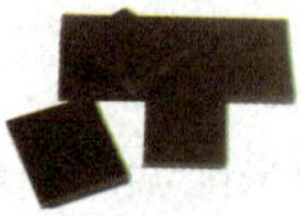
阿胶

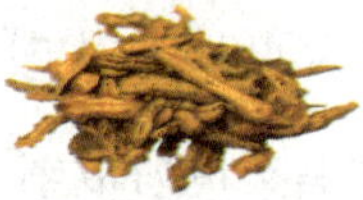
黄连

组成 磁石30克，朱茯神15克，阿胶、黄连各10克。

用法 将朱茯神、磁石先煎取汁，再加黄连稍煎后去渣取汁，待阿胶烊化后，混匀。趁热摊贴在胸前，每晚1次，每次20分钟后擦净入睡。每日1次，病愈为止。

适应证 阴虚火旺型失眠。

第三章

外科常见病的贴敷疗法

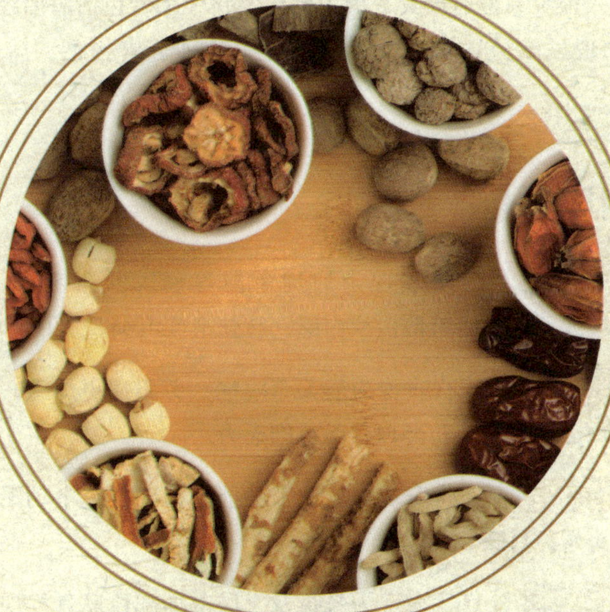

肩关节周围炎

概述

肩关节周围炎简称肩周炎，俗称凝肩、漏肩风。它是一种肩关节囊及其周围韧带、肌腱和滑囊的慢性非特异性炎症。肩周炎以肩部疼痛渐进性加重（夜间尤甚），肩关节活动功能受限且逐渐加重，后期症状渐缓、最终可恢复为主要表现。肩周炎以肩关节疼痛和活动不便为主要症状，多见于50岁左右的中年人，青年与老年人也有发生。

病因

肩周炎多因肩关节周围组织，如滑囊、肌腱等受外伤、冷冻、感染所致。经常做家务的人很容易得肩周炎，因为他们的整个手臂包括肩部经常在不停地活动，经常会出现过度劳累的现象。长期处于这种劳累状态，肩部就容易出现损伤。

临床症状

风寒湿痹型肩周炎　症状表现为肩周重滞疼痛、酸胀不舒（夜晚尤其严重）、肩关节屈伸不利、舌苔薄白或白腻、脉弦滑或沉细。

气血两虚型肩周炎　症状表现为肩关节疼痛，劳累痛更加重，休息则减轻，面色无华、气短乏力，舌淡苔薄白，脉沉细乏力。

肝肾亏损型肩周炎　症状表现为肩关节功能障碍明显，举动无力，但疼痛不甚明显，可见头晕、目眩、耳鸣。

筋骨损伤型肩周炎　症状表现为骨折及上肢其他部位筋骨损伤，长期固定或日久的累积性损伤，使瘀血凝滞、风寒湿痹。

贴敷处方

处方 1

组成 草乌、川乌、樟脑各90克。

用法 将上述药物研成细末，根据疼痛部位的大小，取适量药末，以食醋调成糊状，均匀敷在患处或压痛点，厚约0.5厘米，用纱布覆盖，用热水袋压在局部热敷约30分钟，每日1次。

适应证 肩周炎。

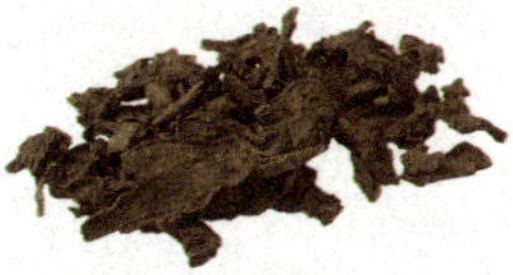
草乌

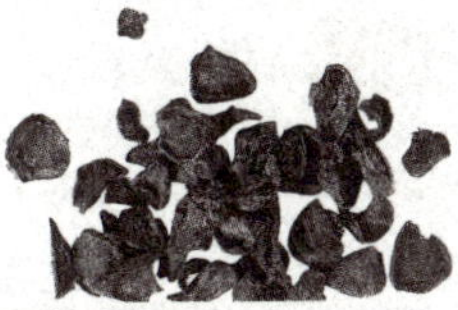
川乌

处方 2

组成 生川乌、生草乌、生天南星、生半夏、细辛各10克，冰片、麝香各1克。

用法 将上述药物研成细末状，用黄酒调和后，呈糊状涂在患处周围，使其产生热感。连续使用数次。

适应证 肩周炎。

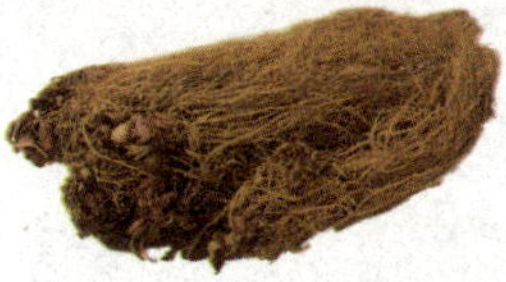
细辛

处方 3

芒硝

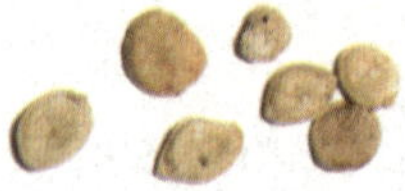
马钱子

组成 芒硝50克，黑老虎、马钱子各100克。

用法 以上药物水煎后熏洗患处，每次20分钟。每日2次。

适应证 肩周炎。

处方 4

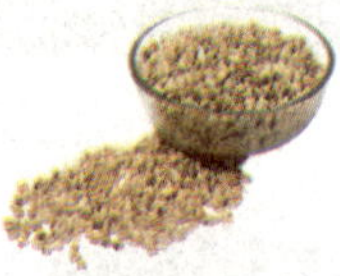
薏苡仁

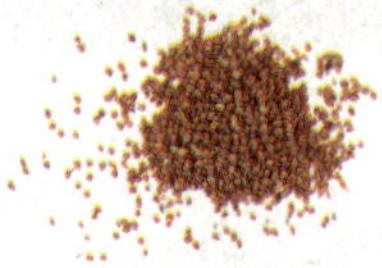
莱菔子

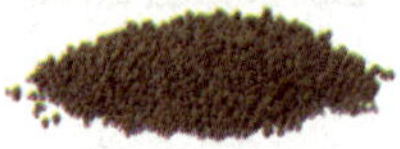
吴茱萸

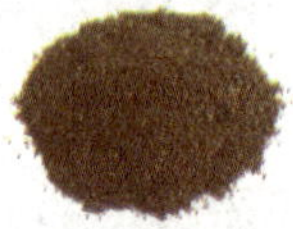
菟丝子

组成 薏苡仁、莱菔子、吴茱萸、菟丝子、紫苏子各30克，食盐30克。

用法 将30克食盐放在铁锅炒黄，加入上述药物拌炒，药炒至微变色为止，倒在一块布上，包缠好后热熨患者的肩部。一边熨，一边做肩关节上举、内收、后伸、外展、内旋等活动，直至熨药温度降低为止。3小时复炒以上药物，再熨烫1次，每天3次，同法连续治疗2天，第3天用上述药物水煎后熏洗患者肩部2次。

适应证 风寒湿痹型肩周炎。

腰椎间盘突出症

概述

腰椎间盘突出症是在腰椎间盘各部分（髓核、纤维环等）本身存在不同程度退变的基础上受外部因素影响，产生腰部疼痛、单侧下肢、双侧下肢麻木、疼痛等一系列临床症状。一般表现为劳累后腰痛，伴单侧或双侧下肢放射痛、麻木，因疼痛产生保护性痉挛，站立时身体倾向一侧，严重时，可出现神经麻痹、肌肉瘫痪。

病因

腰椎间盘突出症主要是因为腰椎间盘各部分(髓核、纤维环及软骨板)，尤其是髓核，有不同程度的退行性改变后，椎间盘的纤维环破裂，髓核组织从破裂处突出（或脱出）于后方或椎管内，导致相邻脊神经根遭受刺激或压迫，致使腰部疼痛。精神压力、急性外伤、长期坐位劳损等外部因素在椎间盘已有退行性改变的基础上，易诱发椎间盘突出。

临床症状

气滞血瘀型腰椎间盘突出症 本症多数因腰部扭伤引起。腰痛症状明显，脊柱侧弯，腰椎4～5间有明显压痛点，向下肢放射。患者在咳嗽、大笑时症状加重。病性迁延不愈，长期神经受压时，可出现肌肉萎缩。舌质紫暗，脉弦数或细涩。

风寒阻络型腰椎间盘突出症 本症无明显外伤史，天气潮湿会加重病情。患者腰腿疼痛有沉重感，腰腿自觉湿冷，症状随天气变化，有脊柱侧弯、椎旁压痛或放射痛的症状，患者喜暖恶寒，脉沉迟，舌苔白腻。

湿热下阻型腰椎间盘突出症 本症无明显诱因，遇热症状加重。症状表现为腰腿疼痛，肢体无力，疼痛处有热感，遇热加重，若环境潮湿闷热（如梅雨季），因湿与热结合，也可使疼痛加重。患者恶热口渴，舌苔黄腻，小便短赤，脉弦数或濡数。

肝肾两虚型腰椎间盘突出症 本症患病时间长而不愈。症状表现为腰腿疼痛久治不愈，症状反复发作。患者筋骨萎软，按压疼痛处症状有所缓解；劳累后症状明显加重，部分患者侧卧时症状可减轻。

贴敷处方

处方 1

组成 三七20克，马钱子12克，草乌、川乌各10克。

用法 将上述药物研成细末，调拌米醋。外贴敷在患处，隔日1次，连敷10～30次即可见效。

适应证 腰椎间盘突出症。

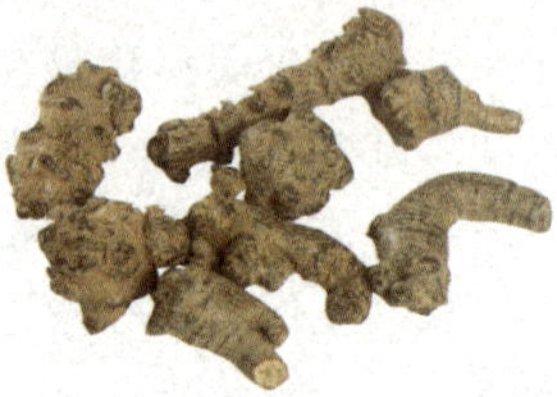

三七

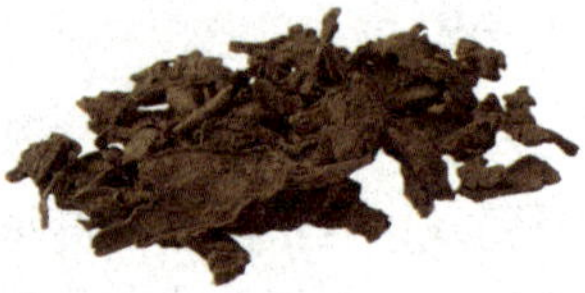

草乌

处方 2

组成 黄连20克，乳香12克，大黄10克，自然铜6克。

用法 将上述药物共研成细末，调拌凡士林，外贴敷在患处，隔日1次，连敷10～30次即可见效。

适应证 腰椎间盘突出症。

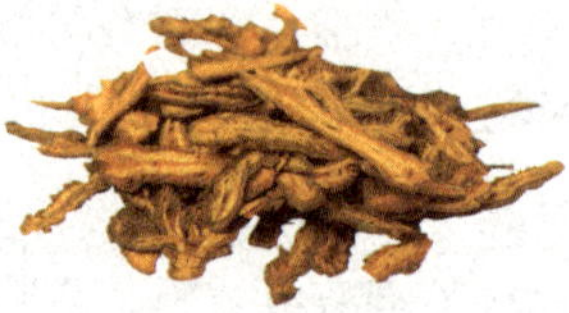

黄连

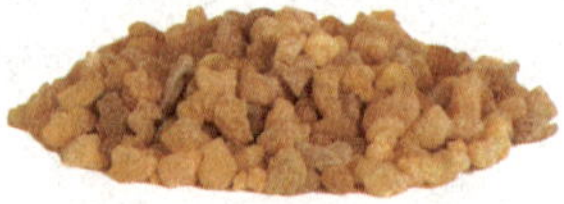

乳香

处方 3

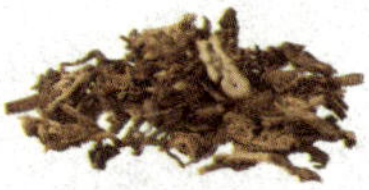
藁本

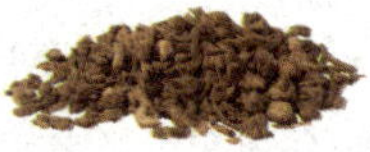
续断

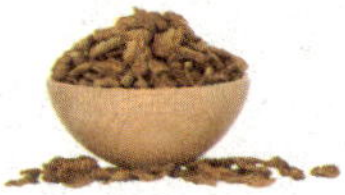
防风

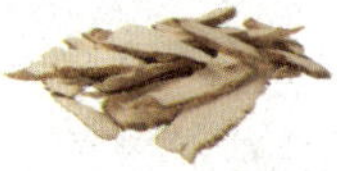
白芷

组成 苏木、藁本、续断各30克，防风、附子、白芷、川乌、草乌各20克，金毛狗脊、独活各45克。

用法 将上述药物共研成细末，用稀棉布制成棉布兜，把药粉铺在棉布兜中，日夜穿戴在腰部。

适应证 腰椎间盘突出症（肝肾两虚型及风寒阻络型）。

处方 4

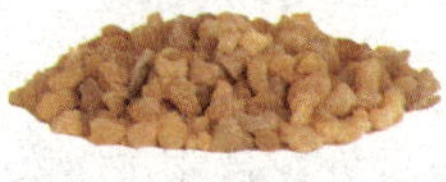
乳香

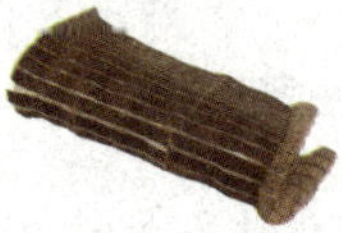
杜仲

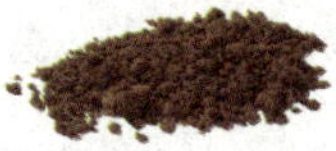
没药

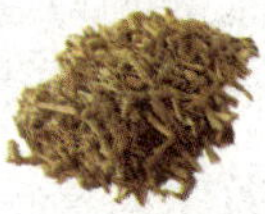
麻黄

组成 骨碎补20克，乳香、杜仲、没药各12克，生川乌、生草乌、马钱子各6克，麻黄、自然铜各10克。

用法 将上述药物炼制成膏备用。取适量药膏，外敷在患处，每日1次，10天为1个疗程。

适应证 腰椎间盘突出症。

风湿性关节炎

概述

风湿性关节炎，中医上是指风湿热在关节的表现，现代医学是指一种常见的急性或慢性结缔组织炎症，可反复发作并累及心脏。临床以关节和肌肉游走性酸楚、红肿、疼痛为特征，常见由一个关节转移至另一个关节，局部呈现红肿、灼热、剧痛等反应。

病因

寒冷、潮湿等因素可诱发本病。下肢大关节如膝关节、踝关节最常受累。从中医的角度分析，营卫失调，则邪气乘虚而入，故营卫失调是风湿性关节炎发病的重要因素之一。

临床症状

行痹 行痹属风气盛者，肢体关节疼痛，游走不定，多见于腕、肘、踝、膝等关节，屈伸不利，或伴有恶寒、发热等表现，舌苔薄白，脉浮。

痛痹 痛痹属寒气盛者，肢节关节疼痛较剧，痛感如锥刺，遇热则减，遇寒则剧，关节屈伸不利，局部有冷感，苔白，脉弦紧。

着痹 着痹属湿气盛者，肢体关节疼痛以重着麻木为主，病有定处，甚则关节肿胀，活动不便，手足笨重，苔白腻，脉濡缓。

热痹 热痹可见关节红肿热痛，甚则痛不可近，得冷则舒。患者的活动受限并多兼有发热口渴，有烦躁、多汗、舌苔黄燥、脉滑数的表现。

贴敷处方

处方 1

组成 白芷、防风、川乌各30克。

用法 上述药物共研成细末，略加开水，趁热调敷于痛处。

适应证 风湿性关节炎。

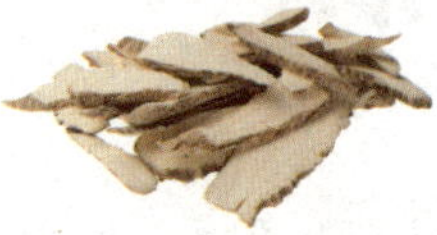
白芷

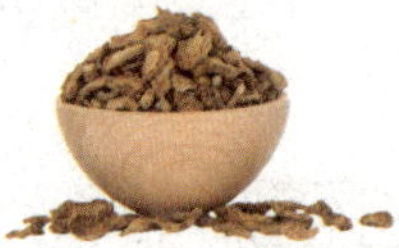
防风

处方 2

组成 附子、白术、茯苓、炒白芍各10克，人参3克，麝香膏1贴。

用法 将附子、白术、茯苓、炒白芍、人参五味药煎汤，把汤药涂抹在心腹及四肢处，并炒熨之，麝香膏贴在脐部。

适应证 寒痹型风湿性关节炎。

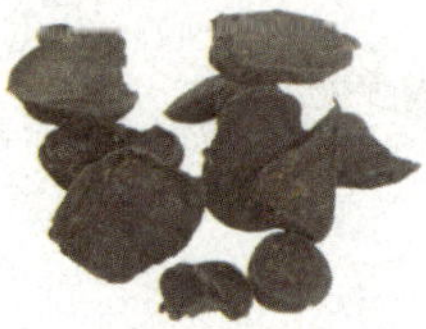
附子

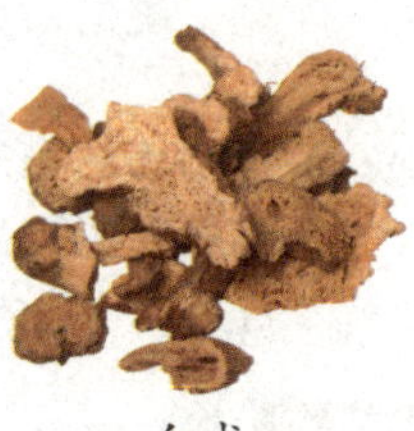
白术

处方 3

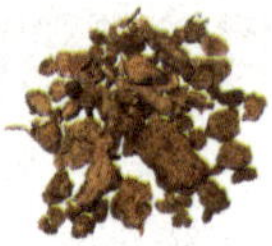
苍术

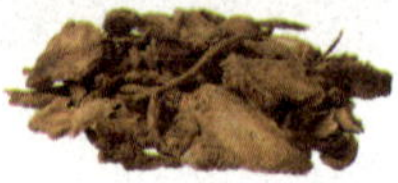
独活

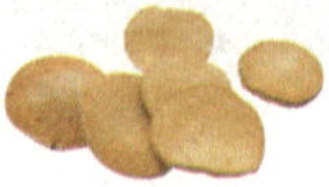
泽泻

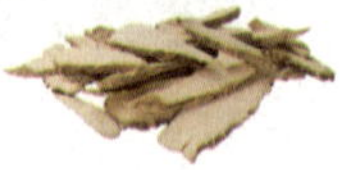
白芷

组成 苍术、独活、黄柏、泽泻、牡丹皮各15克，白芷、大黄、郁金、当归、牛膝各10克，板蓝根30克。

用法 将上述药物制成浸膏，用3层无纺布浸渍成贴敷贴（每贴含药10克），取本品外贴患处，并用绷带包扎。忌用塑料薄膜包扎，每日1次，1周为1个疗程。

适应证 风湿性关节炎。

处方 4

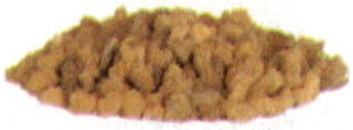
乳香

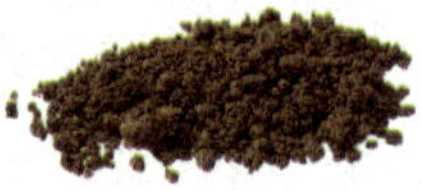
没药

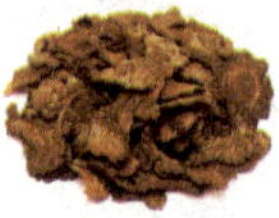
川芎

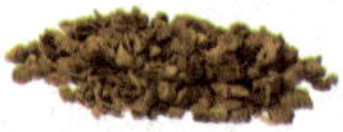
牛膝

组成 乳香、没药、川芎、红花、土鳖虫、牛膝、穿山甲、大黄、伸筋草各20克，桃仁15克，甘草10克。

用法 将上述药物共研成细末，以米醋调匀，手捏至有药液下滴为度，加热至药液有蒸汽出现时，用纱布袋包好备用。取药袋趁热敷在膝关节上。每日3次，每次30～60分钟。每日1剂，7～10天为1个疗程。

适应证 关节滑膜炎。

颈椎病

概述

颈椎病是因为颈椎的退行性变引起颈椎管或椎间孔变形、狭窄，刺激、压迫颈部脊髓及神经根，并引起相应的临床症状的疾病。

病因

外伤是颈椎病的常见诱发因素，在颈椎病已有退行性变等基础上，外伤可直接导致发病。长期不良的姿势（如长时间伏案工作、卧床看电子设备或书籍、长时间用电脑、高枕，以及剧烈旋转颈部、头部等）亦可诱发。

临床症状

瘫痪型颈椎病 症状表现为下肢麻木无力、步态不稳、易跌倒，有踩棉花感，病情严重者可出现大小便失禁。患者常有头颈疼痛等表现。

痹痛型颈椎病 症状表现为肩酸痛，疼痛可放射至头枕部和上肢，常伴有头颈、肩部、背部、手臂酸痛，颈部僵硬，活动受限。

眩晕型颈椎病 症状表现为头晕目眩、头痛、头昏、耳鸣、伴颈部活动受限、尤其旋转颈部时症状易加重、严重时可突发猝倒。

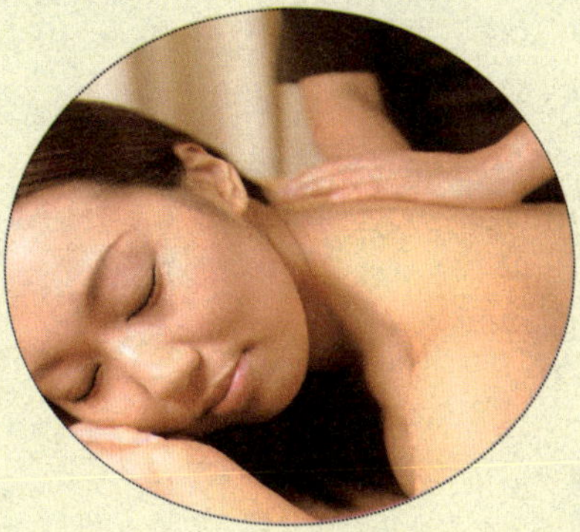

贴敷处方

处方 1

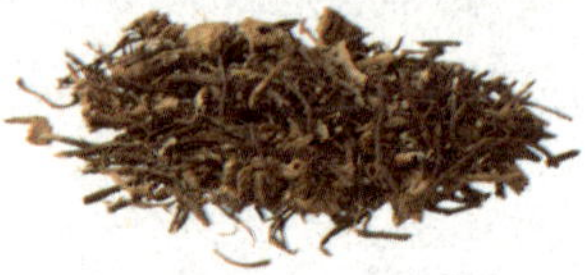
威灵仙

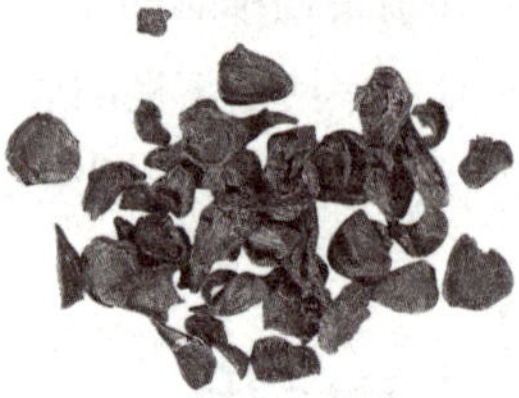
川乌

组成 威灵仙、山橙各100克，川乌、大茴香、川芎、羌活、苍术、姜黄、白芷各50克，桂枝、吴茱萸各30克。

用法 将上述药物烘干，研成细粉，装入30厘米×20厘米×5厘米的药袋。将药袋置于枕后。每天敷10小时，10天为1个疗程。

适应证 颈椎病。

处方 2

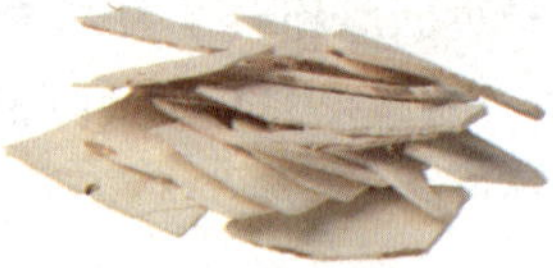
葛根

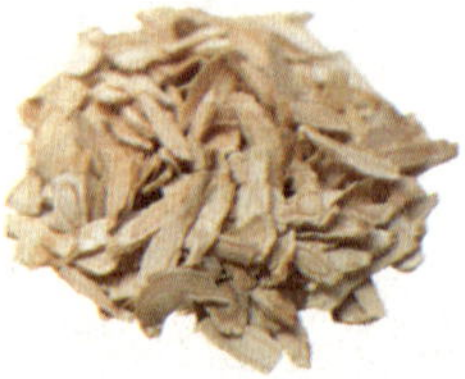
当归

组成 葛根、当归、赤芍、桂枝各12克，威灵仙18克，鸡血藤、豨莶草各30克，肉苁蓉、骨碎补各20克。

用法 将上述药物连续煎熬2次，取煎液适量，置于火上保温。厚布蘸取汤液热敷患处30分钟，药液可连续用3天。

适应证 颈椎病。

处方 3

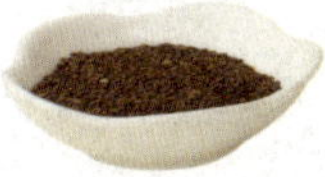
菟丝子

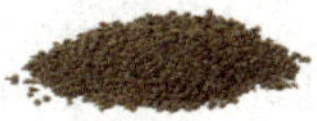
吴茱萸

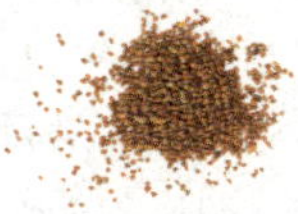
莱菔子

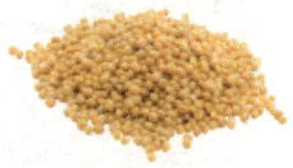
白芥子

组成 菟丝子、吴茱萸、莱菔子、白芥子、苏子各60克。

用法 将上述5味药用布包裹，微波炉加热后，敷于颈部，每日2～3次，每次45分钟。

适应证 颈椎病。

处方 4

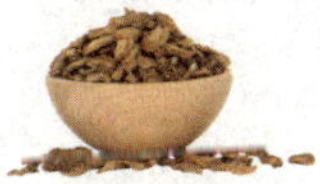
防风

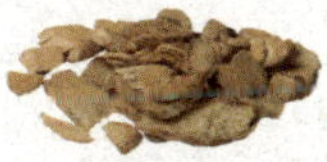
防己

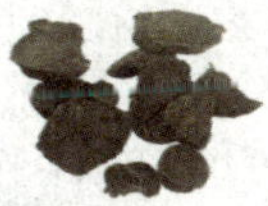
附子

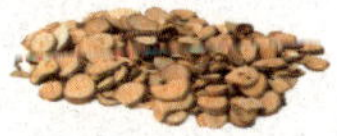
桂枝

组成 透骨草、防风、防己、附子、桂枝、伸筋草、千年健、威灵仙、路路通、荆芥、羌活、独活、麻黄、红花各30克。

用法 将上述药物共研为细末，分别装入长布袋中，每袋150克。水煎20～30分钟，取出稍凉后热敷颈肩疼痛处。每日1次，2个月为1个疗程。用药2～3个疗程可见效果。

适应证 颈椎病。

跌打损伤

概述

跌打损伤是一种因为跌扑、击打等造成的软组织损伤及外伤，患者会出现肿胀疼痛、皮肉破损出血等症状。跌打损伤也包括摔伤、金刃伤等。

病因

跌打损伤会造成软组织等损伤，常见致伤情况包括跌扑、闪挫、刺伤、殴打、刀枪伤、擦伤、运动损伤、扭伤等，伤处多有疼痛、肿胀、出血、骨折、脱臼等。中医认为其主要病理为瘀血壅滞、血闭气阻，因此以疼痛、肿胀为主要表现。

临床症状

外伤 外伤常表现为局部或者全身疼痛、肿胀、出血、伤筋、皮肤青紫、血肿等外伤现象。

内伤 内伤可出现包括呼吸系统在内的内脏损伤，常表现为内部刺痛等症状。

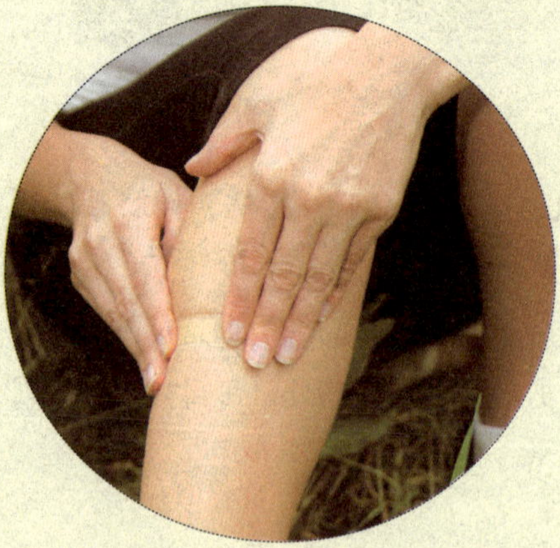

贴敷处方

处方 1

组成 大黄30克，栀子10克，适量白酒。

用法 将上述药物共研成细末，取适量白酒调成糊状贴敷在患处。每日换药1次，用于治疗跌打损伤而表皮未破者。

适应证 跌打损伤。

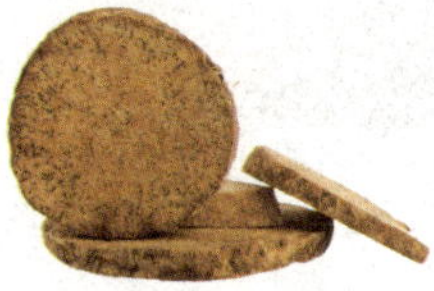

大黄

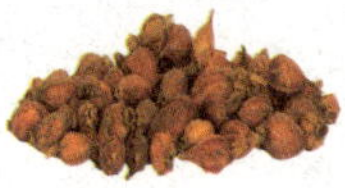

栀子

处方 2

组成 生大黄100克，红花、丹参各60克，延胡索40克，冰片10克。

用法 将上述药共研成细末，装入瓶中备用。用时，取适量药末、蜂蜜和75%乙醇各半调成糊状，均匀贴敷在患处，再用绷带包扎固定，每日换药1次。

适应证 软组织损伤。

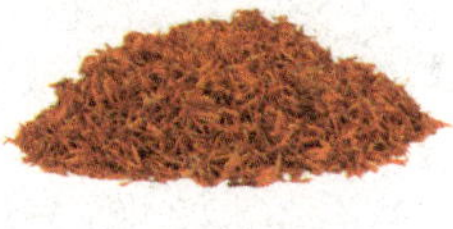

红花

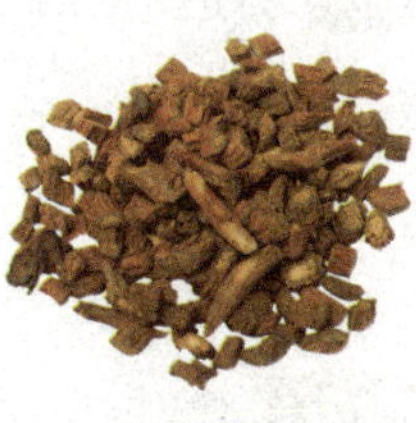

丹参

处方 3

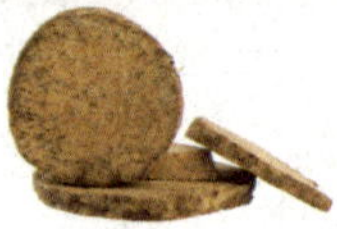
大黄

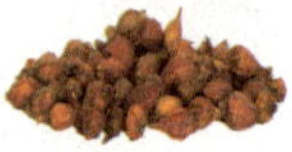
栀子

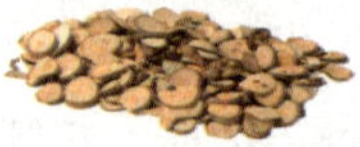
桂枝

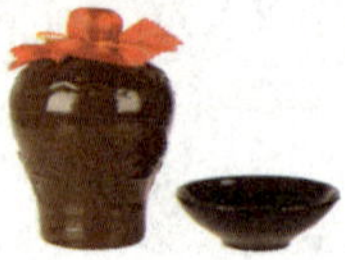
酒

组成 大黄、栀子各30克，桂枝10克，芒硝5克，酒适量。

用法 将上述药物研为细末，装入瓶中密闭备用。用时取适量药末，以水、酒各半调敷在患处。每日换药1次，连续用药至症状消失。

适应证 跌打损伤。

处方 4

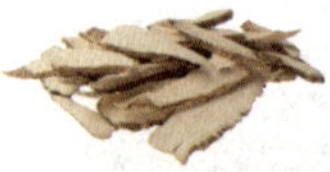
白芷

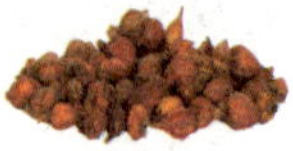
栀子

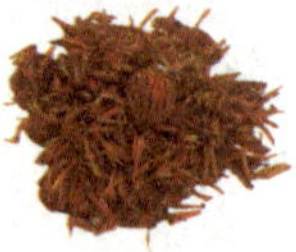
红花

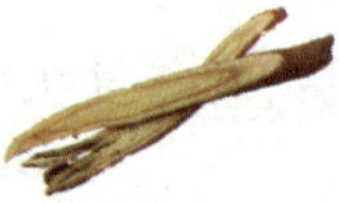
赤芍

组成 白芷、栀子、红花、赤芍、乳香、没药各15克，大黄30克。

用法 将上述药物共研成细末，用酒调匀成糊状，外敷患处。为防止药物脱落，减少蒸发，外用塑料纸包扎，干燥后，可取下再加酒调敷，连续敷用3～4天后除去。

适应证 软组织损伤。

骨质增生

概述

骨质增生是骨关节退行性改变的一种表现，可分为原发性和继发性两种，多发生于45岁以上的中年人或老年人，男性多于女性。

病因

病因多由中年以后体质虚弱及退行性改变，以及长期站立、行走或长时间保持某种姿势导致。由于肌肉的牵拉或撕脱、血肿机化，形成刺状或唇样的骨质增生。中医认为，骨质增生多因肝肾亏虚、筋骨失养所致。治疗本病可从补肝肾、强筋骨这方面着手。骨质衰老退变是导致骨质增生的直接原因，因此治疗时宜多食用抗衰老、抗氧化的食物。

临床症状

颈椎骨质增生 颈椎骨质增生以颈椎4、5、6椎体最常见。表现为颈背疼痛、上肢无力、手指发麻有触电样感觉、头晕、恶心，甚至视物模糊。

腰椎骨质增生 腰椎骨质增生以第3、4腰椎最常见。临床上常出现腰椎及腰部软组织酸痛、胀痛、僵硬与疲乏感，甚至不能弯腰。

膝盖骨质增生 膝盖骨质增生表现为膝关节疼痛僵硬、发软、易摔倒，伸屈时有弹响声，部分患者可见关节积液，局部有明显肿胀、压缩现象。

贴敷处方

处方 1

组成 没药、乳香各30克，草乌、川乌、淫羊藿、巴戟天、骨碎补、生天南星各10克，樟脑粉5克。

用法 将上述药物共研成细末，过5号筛。用热酒调糊，装进布袋，取本品敷在患处，用60～80℃热水袋覆盖加温，并用绷带固定，每日2小时。14天为1个疗程。

适应证 骨质增生。

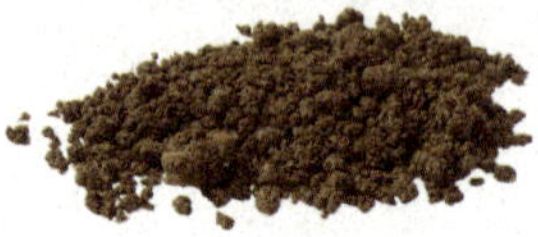
没药

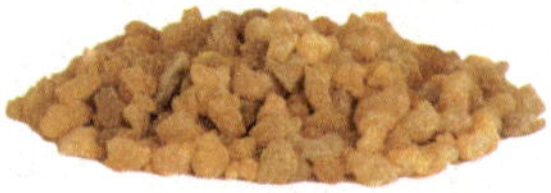
乳香

处方 2

组成 透骨草、威灵仙各30克，血竭6克，食醋适量。

用法 将透骨草、威灵仙、血竭共研成粉，以适量食醋调成稠糊状，摊于敷布上，敷在患处，2小时后取下，每日1次，7天为1个疗程。

适应证 骨质增生。

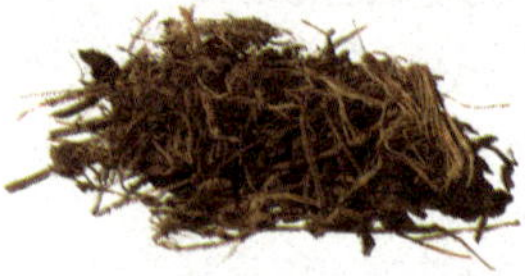
透骨草

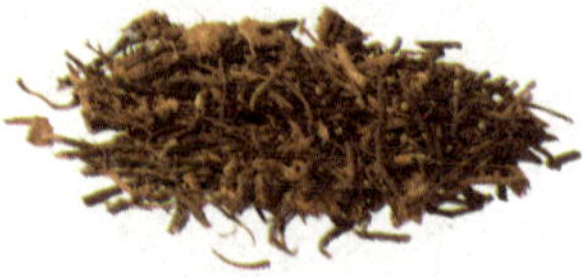
威灵仙

处方 3

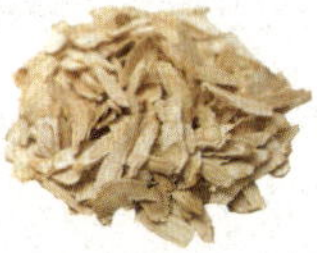
当归

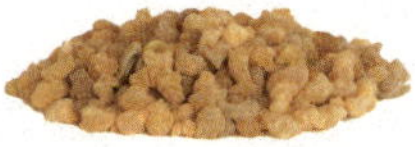
乳香

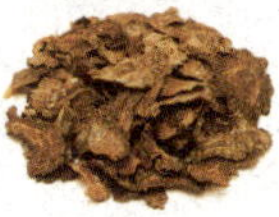
川芎

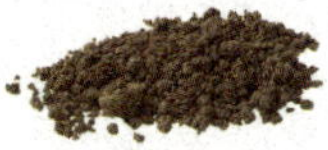
没药

组成 当归20克，乳香、川芎、没药、栀子各15克。

用法 将上述药物研成细末，将药放在白纸上，药粉面积根据足跟大小而定，厚约0.5厘米。药粉放在热水杯上加温加压后，呈片状，放置于患者足跟或者装入布袋内置于患处，穿好袜子。

适应证 骨质增生（跟骨骨刺）。

处方 4

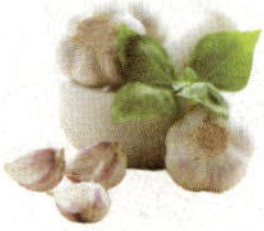
大蒜

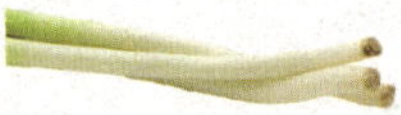
葱白

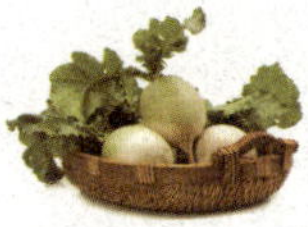
萝卜

组成 大蒜3头，葱白1段，萝卜1片。

用法 将上述药物捣成糊状，摊于布上，敷在患处，2小时后除去，每2天用药1次。或者用生铁屑炒热加醋装于布袋内，敷于患处。

适应证 骨质增生。

烧烫伤

概述

烧烫伤是临床常见病，是指火焰、沸水、滚油、电灼、强酸等对人体造成的急性损伤。

病因

病因一般是由于接近沸水、热油、热蒸汽、烈火等造成的伤害。

临床症状

一度烧烫伤 一度烧烫伤只伤及表皮层，受伤的皮肤发红、肿胀，但无水疱出现。

二度烧烫伤 二度烧烫伤伤及真皮层，局部表现为红肿、发热，疼痛剧烈，伴有明显水疱。

三度烧烫伤 三度烧烫伤全层皮肤包括皮下脂肪、骨和肌肉都受到伤害，皮肤焦黑、坏死，此时创面痛觉迟钝，因神经末梢多被破坏。

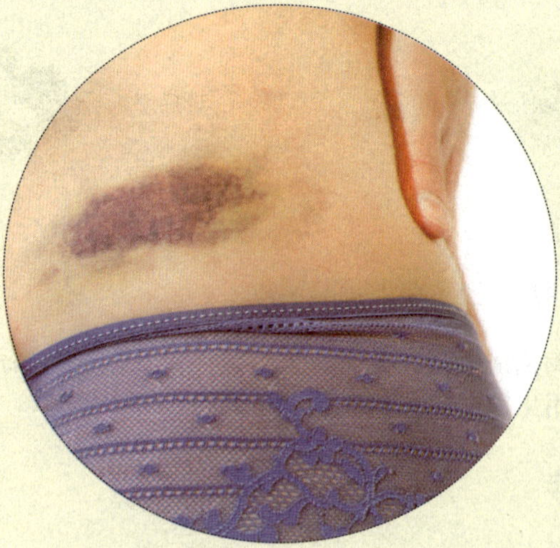

贴敷处方

处方 1

组成 大黄末30克，鸡蛋适量。

用法 取鸡蛋黄炼油后，与大黄末和匀，涂于患处，每日1次。

适应证 烧烫伤。

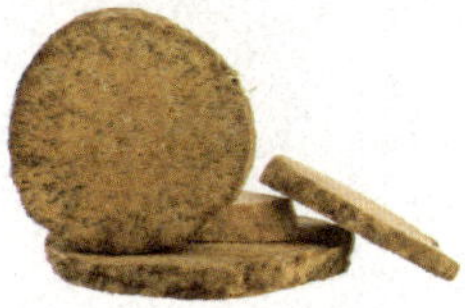

大黄

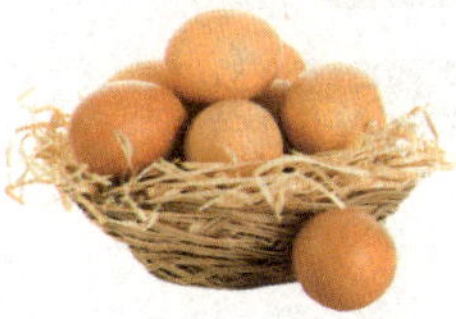

鸡蛋

处方 2

组成 黄连60克，大黄、黄芩、黄柏、生地榆、寒水石各150克，黄蜡120克，香油500克。

用法 以上药物研末熬成膏，涂于患处。

适应证 一度烧伤和二度烧伤。

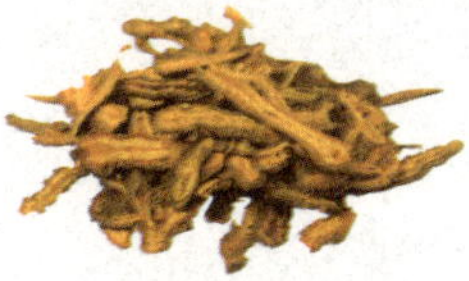

黄连

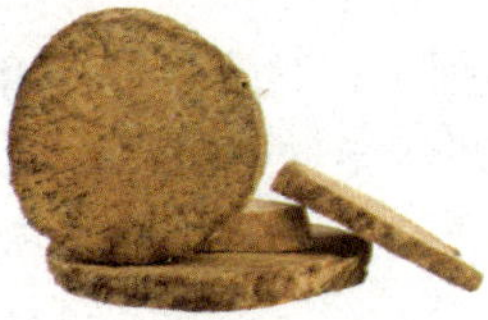

大黄

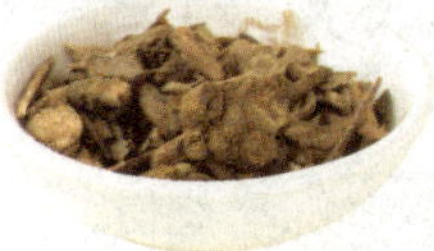

黄芩

处方 3

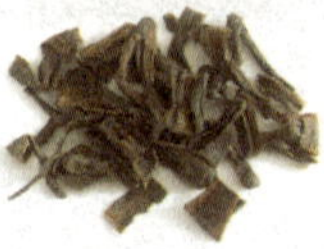

地龙

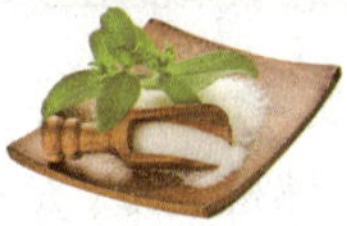

白糖

组成 地龙60克，白糖适量。

用法 将地龙捣烂，调拌白糖，外敷在患处。

适应证 烧伤。

处方 4

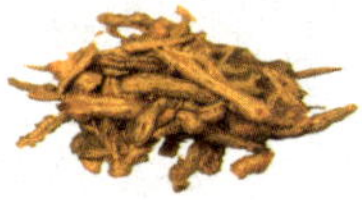

黄连

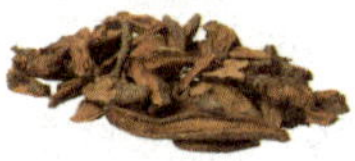

地榆

组成 黄连10克，地榆5克。

用法 将上述两味药共研为细末，贮藏瓶中备用。凡是烫伤渗出物较多者，撒药末于患处。结痂后可用菜籽油调和并敷于患部。

适应证 烧伤。

冻　疮

概述

冻疮是冬季常见病，是冻伤中最轻的一类，一般发生在低温和潮湿的环境中。它是机体长期暴露在低温环境中所致的局限性红斑炎症性皮肤损伤。

病因

冻疮因长期暴露在寒冷环境中，导致机体末梢血液循环较差的部位和暴露部位（如手、足、鼻、耳郭、面颊等处）出现斑块或者硬结。

临床症状

Ⅰ度红斑型冻疮 患者的局部皮肤会出现红斑、水肿，并伴有温热感、瘙痒或灼痛的感觉。这种冻疮初起时症状相对轻微，初期易被忽视。但通常在5天后开始干燥脱皮，且治愈后不会留下瘢痕。

Ⅱ度水疱型冻疮 患者的皮肤红肿显著，并可能出现水疱或大疱，疱液通常为黄色或血性，伴有剧烈的疼痛感。此时，患者对冷热刺激的痛觉反应迟钝。如果处理得当，避免感染，局部将在2周后干燥结痂并脱痂愈合，瘢痕少见；但若合并感染，则可能留下瘢痕。

Ⅲ度腐蚀性冻疮 累及全皮层或深层皮下组织，皮损较重，病程也相对较长。患者的皮肤创面可能由苍白变为黑褐色，皮温极低，触之冰冷，痛感迟钝或消失。创面周围皮肤红肿疼痛，并可见水疱呈血性。

Ⅳ度坏死型冻疮 损伤深达肌肉、骨骼等深部组织。患者的局部组织可能坏死，分为干性坏疽和湿性坏疽。干性坏疽表现为坏死组织周围有炎症反应，脱落后可能导致残疾；若合并感染成为湿性坏疽，则可能出现发热、寒战等症状，甚至危及生命。

贴敷处方

处方 1

组成 茄子根、血藤、香油各500克，木姜子根、五加皮各50克，辣椒20克。

用法 将上述药物同煎去渣，趁热浸泡患处，每日4次。

适应证 冻伤。

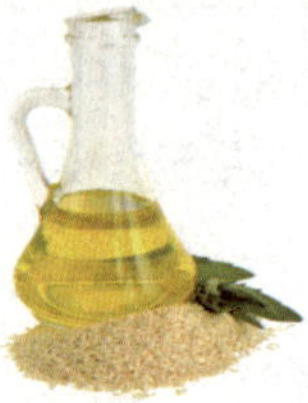

香油

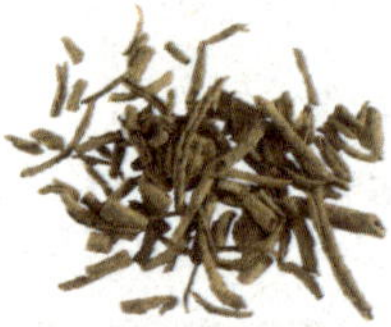

五加皮

处方 2

组成 枯矾、干姜（炒黄）各30克，马勃15克。

用法 将上述药物共研成细末备用。先用温开水将患处洗净擦干，再敷上药粉，包上纱布固定，每2日换药1次。

适应证 冻疮已溃烂者。

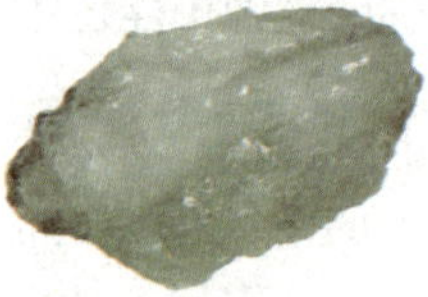

枯矾

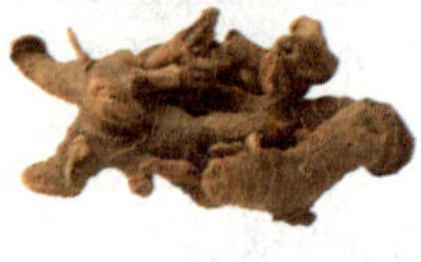

干姜

处方 3

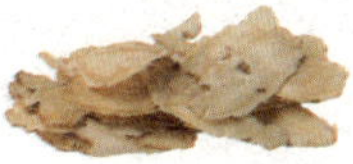
当归

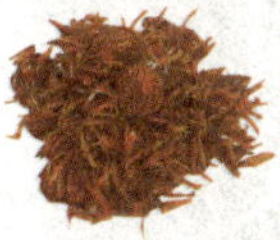
红花

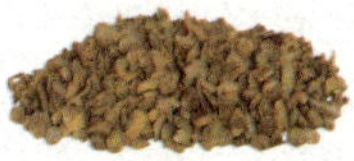
延胡索

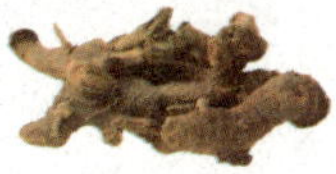
干姜

组成 当归、红花、五灵脂、延胡索、干姜、辣椒各50克。

用法 将上述药物研成细末，置于瓶中，加入75%乙醇500毫升，浸泡3天即可使用。取药液10毫升，外搽患处，每日1～3次。

适应证 耳部、手足冻疮红肿痒疽。

处方 4

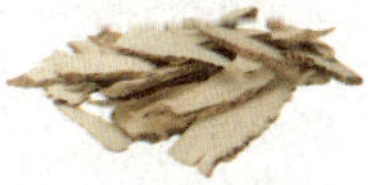
白芷

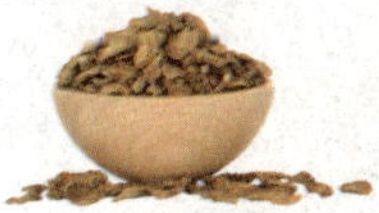
防风

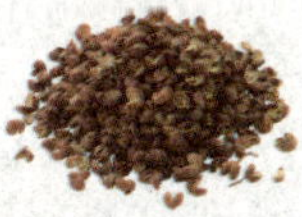
花椒

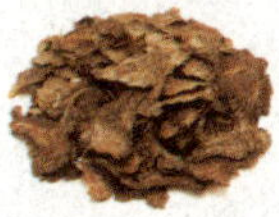
川芎

组成 白芷、防风、花椒、精盐各9克，川芎29克，水3000毫升。

用法 将上述药材切碎，加水煮沸，待温时清洗患处，每次20～30分钟，每日2次。

适应证 冻疮。

第四章

妇科常见病的贴敷疗法

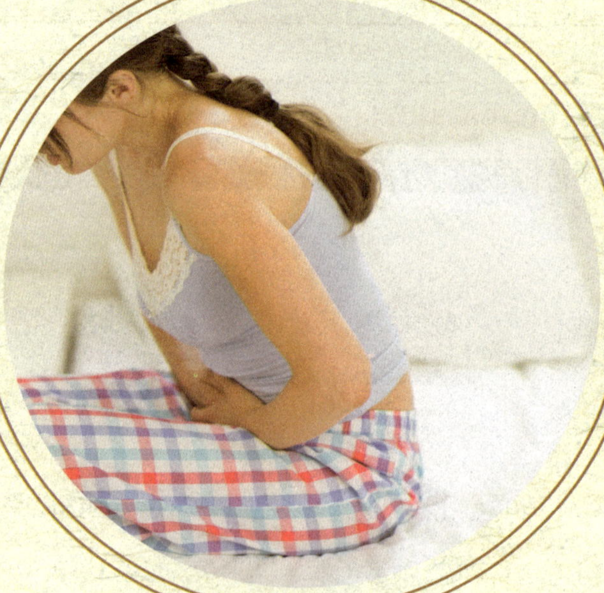

痛　经

概述

痛经是妇科常见病和多发病，尤其在青年女性中更为普遍。痛经是女性在经期或行经前后，周期性发生下腹部隐痛、胀痛、冷痛、烧灼痛、刺痛等症状的病症。

病因

痛经分为原发性和继发性两种，原发性痛经是指生殖器官没有器质性病变的痛经，继发性痛经是指由盆腔器质性疾病引起的痛经。痛经的病因多由情志郁结、气机不畅、寒凝胞宫、气血运行失畅、精血亏虚（肝肾气虚型）而引发。

临床症状

气滞血瘀型痛经　症状表现为经前或经期小腹胀痛，拒按，经行不畅、经血量少，经色紫暗有块；伴乳房胀痛，胸闷不舒；舌质紫暗或有瘀点，脉弦。

寒凝血瘀型痛经　症状表现为经前或经期小腹冷痛，拒按，得热痛减；或月经推后，量少，色暗有块；面色青白，手足欠温，肢冷畏寒；舌暗苔白，脉沉紧。

湿热瘀结型痛经　症状表现为经前或经期小腹疼痛或胀痛，拒按，有灼热感，或痛连腰骶，或平时小腹疼痛，经前加剧；经量多或经期延长，经色暗红，质稠或夹杂较多黏液；平时带下量多，色黄，质稠，有臭味；或舌质红，苔黄腻，脉滑数或弦数。

气血虚弱型痛经　症状表现为经期或经后小腹隐作痛，喜按小腹及阴部空坠不适；月经量少，色淡，质清稀；面色无华，神疲乏力，头晕心悸、舌质淡白，苔薄白或无苔；脉细无力。

肝肾不足型痛经　症状表现为经期或经后小腹绵绵作痛，伴随腰骶酸痛；经色暗淡，量少而薄；头晕耳鸣，面色晦暗，健忘失眠；舌质淡红，苔薄，脉沉细。

贴敷处方

处方 1

组成 肉桂、白芍、红花、川芎、干姜各6克，附子3克，全当归9克。

用法 将上述药物研成细末，贮瓶密封备用。月经前取药末15～20克填入患者肚脐处，外以橡皮膏或暖脐膏贴紧固定。每日换药1次，通常用药2～3次即可见效。

适应证 寒凝血瘀型痛经。

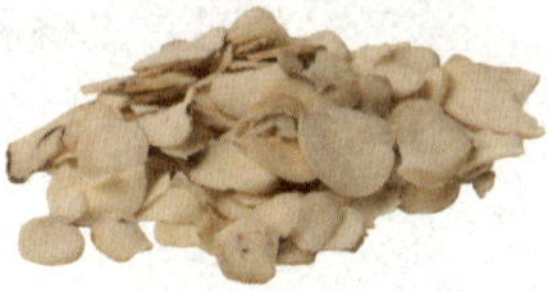

白芍

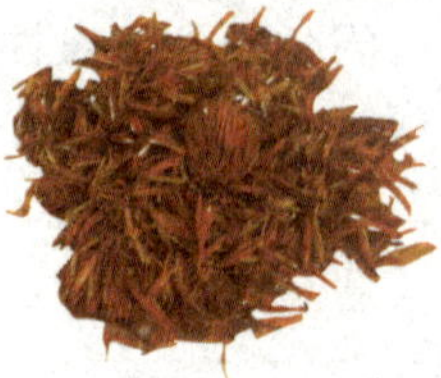

红花

处方 2

组成 乳香、没药各15克。

用法 将上述两味药共研为细末，备用。月经前取5克药末，用黄酒调成饼状，硬币大小，贴于肚脐上，用胶布固定。每日换药1次，直至痊愈。

适应证 痛经。

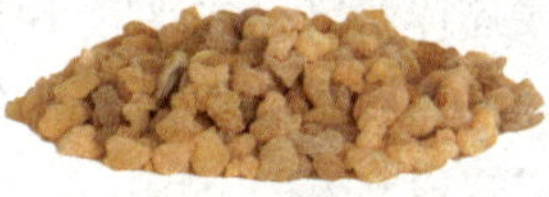

乳香

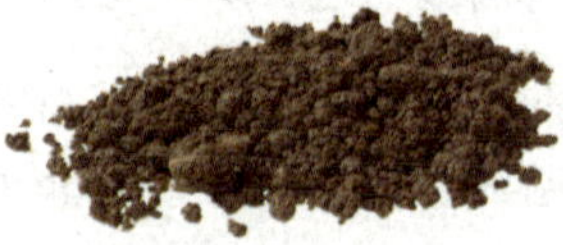

没药

处方 3

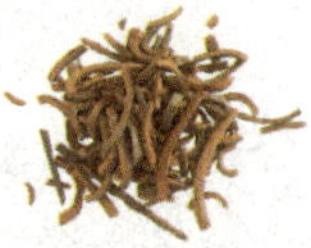
肉桂

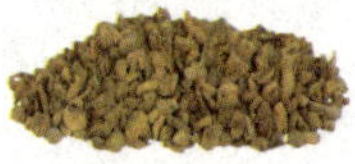
延胡索

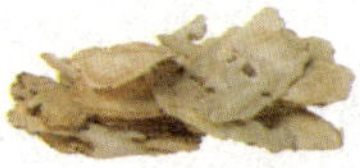
当归

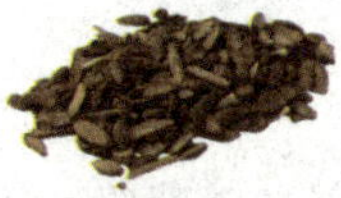
香附

组成 肉桂、地姜、延胡索、生蒲黄、五灵脂各12克，当归、香附、赤芍、川芎、桃仁各10克，琥珀末3克。

用法 将上述药物共研成细末，贮瓶备用。经前2天取适量药末，以60度白酒调成1厘米厚的药饼，贴敷在肚脐上，以纱布覆盖，用胶布固定。冬季每日换药1次，夏季每日换药2次，连续服药5～6天，连续3个月经周期为1个疗程。

适应证 痛经。

处方 4

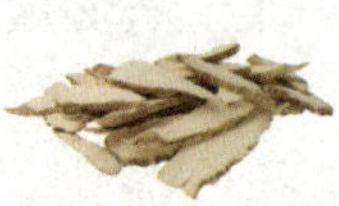
香白芷

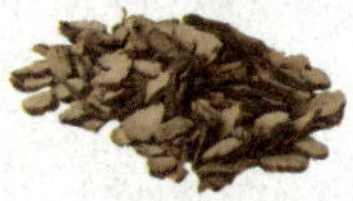
石菖蒲

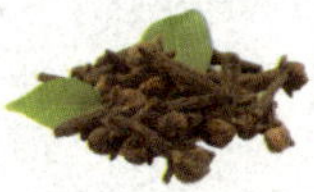
公丁香

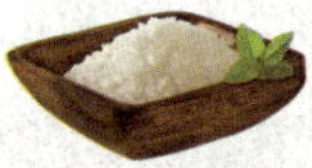
食盐

组成 香白芷、石菖蒲各30克，公丁香10克，食盐500克。

用法 将香白芷、石菖蒲、公丁香共研为细末，先把食盐炒得非常热（温度60~70℃），再加入药末搅拌片刻，装入袋中熨肚脐和痛处，盖被静卧片刻即可见效。如果1次不愈，可再炒再熨数次，直至病愈。

适应证 痛经。

月经不调

概述

月经不调是常见的妇科疾病，是指月经的周期、经期、经量、经色、经质出现异常现象。例如，月经提前、滞后、先后不定期、经期延长、经量过多、经量过少等症状，都是月经不调。

病因

月经不调的病因复杂，功能性子宫出血、子宫肌瘤、内分泌疾病、流产、宫外孕、生殖道感染等疾病均会引起月经不调。另外，月经不调也受个人情绪的影响。

临床症状

月经先期 月经先期又称“经早”，多表现为月经来潮提前7天以上或1个月行经两次，经色呈鲜红或紫色，多伴烦热、口干等现象。

月经后期 月经后期又称“经迟”，属虚寒者居多，症见月经推迟来潮，经色淡晦，经量偏少，多畏寒喜暖。若推迟超过7天，乃至40～50天一行，务必重视，及时调理。

月经先后无定期 月经先后无定期又称“经乱”，症见月经周期无规律，经量或多或少，经色或紫或淡，多伴肝郁、肾虚之症。

月经过多 月经过多常由气虚、血热或劳伤所致，症见月经量多（经量超过80毫升）或经行时间过长（经期超度7天），甚至出现崩漏。

月经过少 月经过少，经量少于20毫升（或点滴即净），症见不规律出血或非经期阴道出血。

贴敷处方

处方 1

组成 当归9克，白芍、肉桂、红花、干姜、川芎各6克，鹿茸3克，醋适量。

用法 将上述药物除醋外共研成细末，贮瓶备用。治疗时取适量药末，加醋调成糊状，敷在肚脐中，用纱布覆盖，并用胶布固定。每2天换药1次，10次为1个疗程。

适应证 月经不调。

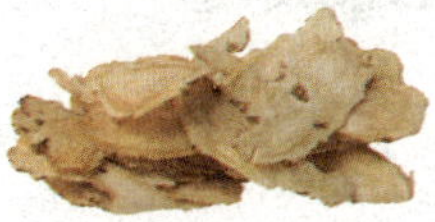

当归

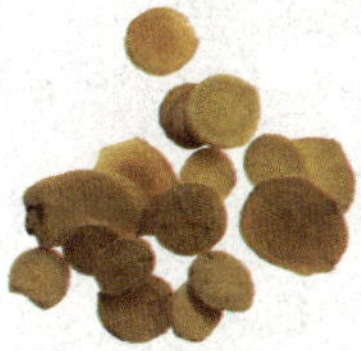

白芍

处方 2

组成 白芍、丹参、乳香、没药、川牛膝、山楂、木香、红花各等分，冰片5克，姜汁或黄酒适量。

用法 除冰片外，将上述药物混合共研成粉末，贮藏密封备用。用时取10～15克药末加1.2克冰片研粉，以姜汁（或黄酒）调制成糊状，敷在肚脐中，用胶布贴严，每2天换药1次，10次为1个疗程。

适应证 月经不调。

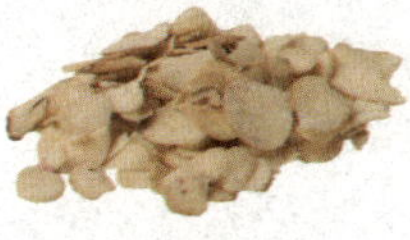

白芍

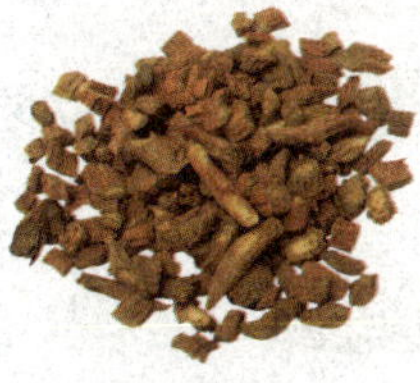

丹参

处方 3

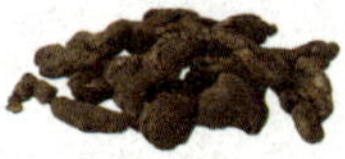

炮姜

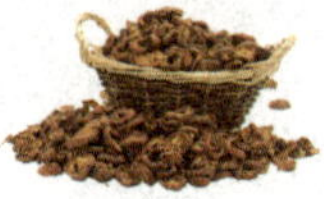

山楂

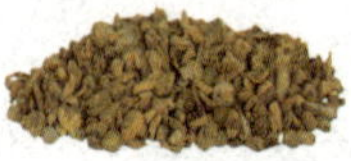

延胡索

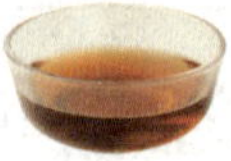

黄酒

组成 炮姜10克，山楂20克，延胡索6克，黄酒适量。

用法 将上述药物共研为细末，贮藏瓶内。用时取药末6克，以黄酒调成糊状，敷在肚脐部，用纱布覆盖，并用胶布固定，每日1次，7～10天为1个疗程。

适应证 月经不调。

处方 4

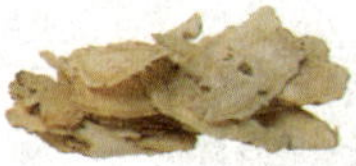

当归

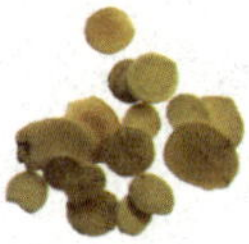

白芍

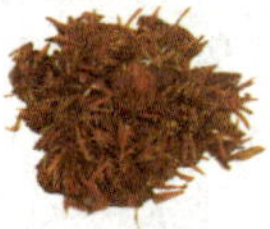

红花

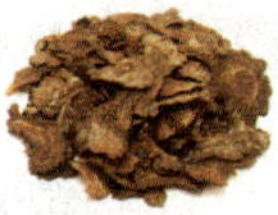

川芎

组成 当归9克，白芍、桂心、红花、川芎、干姜各6克，鹿茸3克。

用法 将上述药物共研为细末，贮瓶密封备用。用时取药末3～5克，填纳于肚脐内，外用膏药贴在肚脐上，再用胶布固定。每7天换药1次，3次为1个疗程。

适应证 月经不调，适用于月经先期、月经后期或月经先后无定期。

闭 经

概述

闭经是常见的妇科病，是指女子年逾16岁未见月经来潮，或行经之后至正常绝经之前的这个阶段，除妊娠、哺乳期外，出现6个月以上月经停止的情况，称为闭经。前者称为“原发性闭经”，后者称为“继发性闭经”。

病因

中医认为，闭经是由肝肾不足，精血两亏；或气血虚弱，血海空虚，无血可下；或气滞血瘀，痰湿阻滞，冲任不通，经血不得下行导致的。

临床症状

气血虚弱型闭经 症状表现为月经逐渐后延、经量渐减、色淡质稀、继而停闭。患者可出现头晕眼花、心悸失眠、气短懒言、毛发少泽、 舌质淡、苔薄白、脉细弱。

肝肾亏损型闭经 症状表现为堕胎、流产、久病、产后、经量逐渐减少、经行延后，甚至闭经。患者出现头晕目涩、腰膝酸软、心烦潮热、带下量少、阴部干涩症状。严重者形体消瘦、毛发脱落、性欲淡漠、面色萎黄、肌肤不润、舌质淡、苔薄白或薄黄、脉细无力。

肾气不足型闭经 症状表现为原发性闭经或初潮晚、月经错后量少、色淡暗质稀、渐至闭经。患者面色晦暗、腰膝酸软、头晕耳鸣、夜尿频、带下少、舌质淡、苔薄润、脉沉细无力、尺脉弱。

气滞血瘀型闭经 症状表现为经行先后不定、量少、渐至闭经或暴怒之后骤然经闭不行。患者情志抑郁，乳房、胸胁、少腹胀痛，舌质暗或有瘀斑、瘀点，苔薄黄或薄白，脉弦涩。

痰湿阻滞型闭经 症状表现为经期延后、经量渐少而至停闭、神疲倦怠、胸脘满闷、食少痰多、带下量多、色白质稠、形体渐胖、舌质淡胖、苔白腻、脉滑。

贴敷处方

处方 1

组成 小茴香、吴茱萸各20克，干姜、肉桂各10克，益母草膏适量。

用法 除益母草膏外，将上述药物共研成细末，用益母草膏调成糊状，贴在关元、中极、天枢、三阴交、肾俞上，用纱布和胶布固定。每日1次，10次为1个疗程。

适应证 闭经。

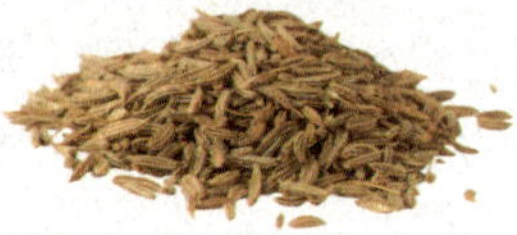

小茴香

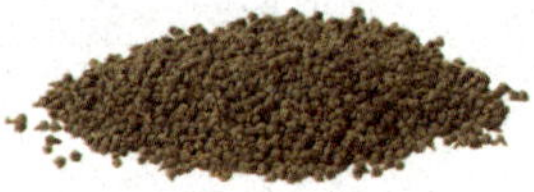

吴茱萸

处方 2

组成 生姜15克，山楂10枚，赤芍3克。

用法 将上述药物捣烂成泥，放入锅中炒热熨肚脐部，每次熨30分钟，每日1次，连用3～5次。

适应证 气滞血瘀型闭经。

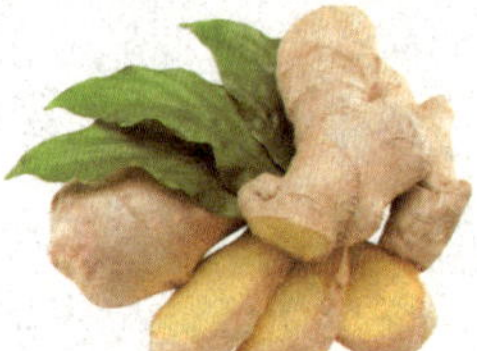

生姜

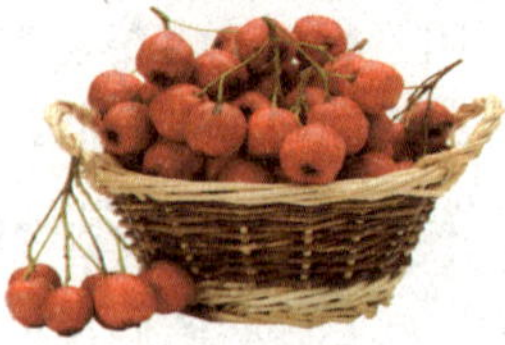

山楂

处方 3

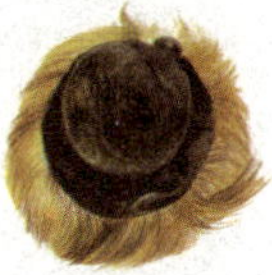
麝香

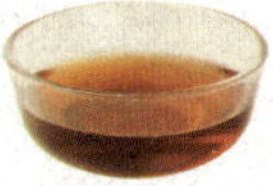
黄酒

组成 蚕沙30克，麝香0.5克，黄酒适量。

用法 先将麝香研末备用，再将蚕沙碾为细末，以适量黄酒调成膏备用。用时先取0.25克麝香填入患者肚脐孔，再取药膏贴敷在肚脐上，用纱布覆盖，并用胶布固定。每2天换药1次，连续贴敷至病愈为止。

适应证 闭经

处方 4

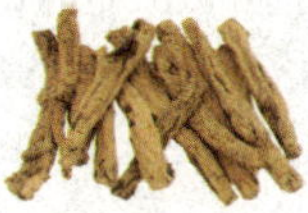
党参

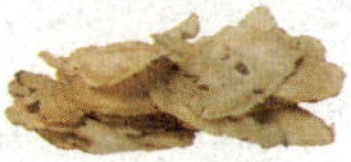
当归

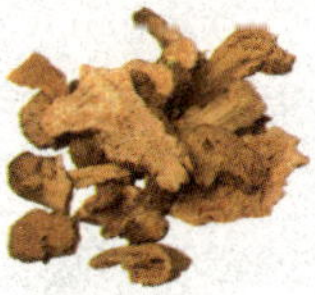
白术

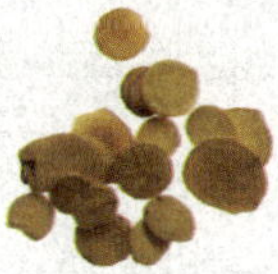
白芍

组成 党参、当归、白术、熟地黄、白芍、川芎适量。

用法 将上述药物共研成细末，取适量药末，以黄酒调成膏状，敷在肚脐处，并固定。每2天换药1次。

适应证 气血虚弱型闭经。

阴道炎

概述

阴道炎是妇科门诊常见的疾病，一般指阴道黏膜及黏膜下结缔组织的炎症。

病因

当阴道的自然防御功能遭到破坏后，病原体易于侵入，从而导致阴道炎症。临床常见的有滴虫性阴道炎、细菌性阴道炎、假丝酵母菌性阴道炎、老年性阴道炎。

临床症状

细菌性阴道炎 细菌性阴道炎的常见病原菌包括厌氧菌和革兰氏阴性杆菌。患者通常会感到阴道有异味，分泌物增多，呈灰白色或白色，有时伴有鱼腥味。此外，阴道瘙痒、灼热感以及性交后症状加重也是细菌性阴道炎的常见表现。

念珠菌性阴道炎 念珠菌性阴道炎是由念珠菌感染引起的，常见症状包括阴道瘙痒、灼痛，以及白色凝块状或豆腐渣样的分泌物。患者还可能出现尿频、尿急、尿痛等尿道刺激症状。

滴虫性阴道炎 滴虫性阴道炎是由滴虫感染引起的，其典型症状包括阴道异味、瘙痒，以及分泌物增多，呈稀薄脓性黄绿色泡沫状，有臭味。阴道口和外阴瘙痒也是滴虫性阴道炎的常见表现。

支原体阴道炎 支原体阴道炎是由支原体感染引起的，患者可能会出现阴道瘙痒、分泌物增多以及尿频等症状。

萎缩性阴道炎 萎缩性阴道炎通常是由于卵巢功能减退引起的，导致体内的雌激素水平下降。患者会出现阴道灼热不适、瘙痒干涩以及性交疼痛等症状。

老年性阴道炎 老年性阴道炎常见于绝经后女性，由于卵巢功能衰退以及营养不良等因素引起。患者可能会出现外阴瘙痒、阴道干燥或灼热等症状，分泌物可能呈淡黄色。

贴敷处方

处方 1

组成 苍术、半夏、附子、干姜、官桂、伏龙肝、陈壁土、绵马贯众、鸡冠花各20克。

用法 将上述药物共研成细末，敷在患者脐腹部，每日换药1次。

适应证 阴道炎。

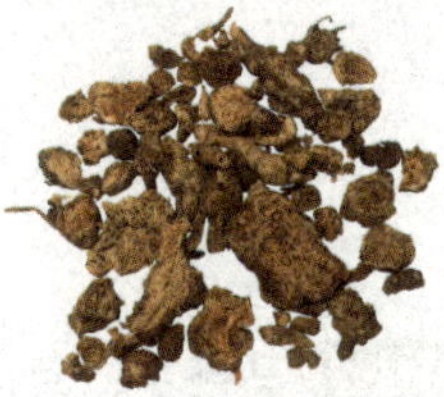

苍术

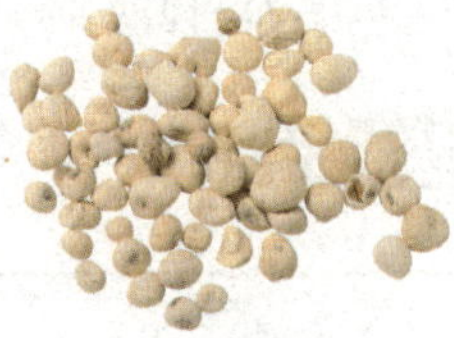

半夏

处方 2

组成 党参、白术、补骨脂各10克，炮姜、炮附子各9克，甘草3克，米醋适量。

用法 将上述药物共研成细末，以适量米醋炒热，装布袋内敷于肚脐，冷后再炒再敷。每日1次，每次30分钟，7天为1个疗程。

适应证 阴道炎。

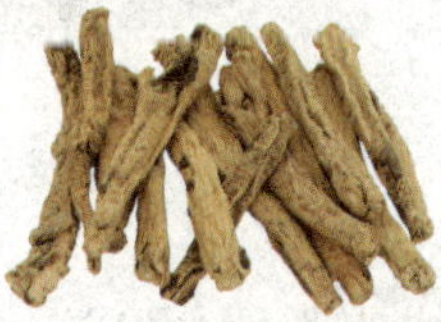

党参

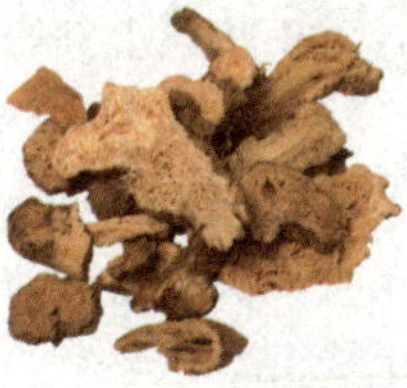

白术

处方 3

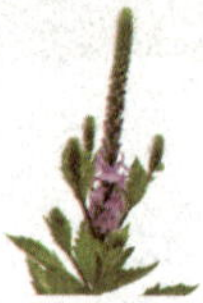
马鞭草

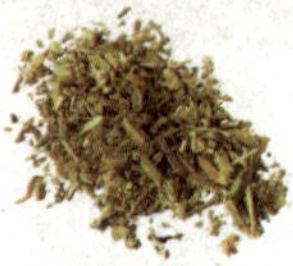
紫花地丁

组成 马鞭草、紫花地丁各30克。

用法 将上述药物加水煎煮，滤汁，倒入盆中，先熏后洗，然后坐浴15分钟，每日2次，一般3天即愈。

适应证 阴道炎。

处方 4

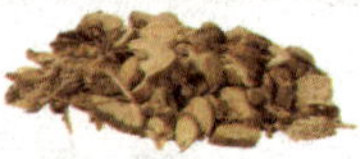
苦参

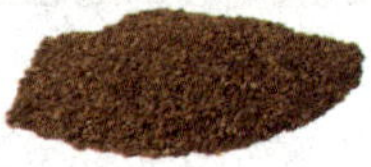
蛇床子

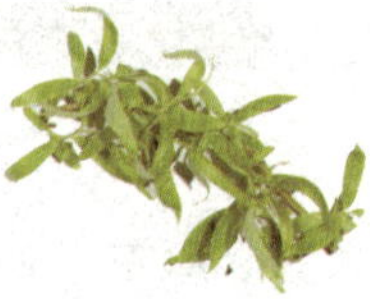
桃树叶

组成 苦参70克，蛇床子10克，柳树叶、桃树叶、绵马贯众各50克（以上为单人1个疗程的用量）。

用法 将以上5味药加水300毫升，煎煮2次，过滤去渣，将滤液浓缩至80毫升，做14个大棉球，用线扎紧，留线10～15厘米，高压消毒后浸入上述浓缩液中吸饱。每晚用1%高锰酸钾水清洗外阴后，取药栓1枚送入阴道内，次日清晨取出，连用14天为1个疗程。

适应证 滴虫性阴道炎。

白带病

概述

白带病在中医上又被称为带下病。它指女性阴道分泌物增多，色质异常，以白色居多，或味臭污秽，有时伴随阴部瘙痒、灼痛、腰酸腹胀等情况。

病因

中医认为白带病多由任脉不固、带脉失约，导致水湿浊液下注而成，或因饮食劳倦、损伤脾胃，以致脾失健运，水湿内停，浊液下注而成。

临床症状

湿热下注型白带　带下量多、色黄、黏稠、有臭气或伴阴部瘙痒。患者出现胸闷心烦、口苦咽干、纳食较差、小腹或少腹作痛、小便短赤、舌红、苔黄腻、脉濡数等症状。

湿毒蕴结型白带　带下量多、黄绿如脓或赤白相兼或五色杂下、状如米泔。患者出现臭秽难闻、小腹疼痛、腰骶酸痛、口苦咽干、小便短赤、舌红、苔黄腻、脉滑数等症状。

脾虚湿盛型白带　带下量多、色白或淡黄、质稀无臭，伴神疲乏力、纳少便溏，舌淡胖有齿痕，脉濡缓。

肾阳虚型白带　带下清冷如水、量多淋漓，腰膝酸软，畏寒肢冷，舌淡苔白，脉沉迟。

阴虚夹湿型白　带下量少色黄或赤白相兼，阴部干涩灼热，五心烦热，舌红少苔，脉细数。

贴敷处方

处方1

组成 吴茱萸4.5克，木香、丁香各3克，肉桂1.5克。

用法 将上述药物共研成细末，取适量药粉，敷在肚脐处，固定。每日换药1次。

适应证 白带病。

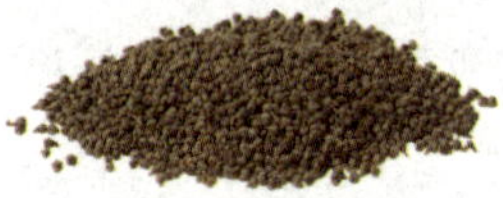
吴茱萸

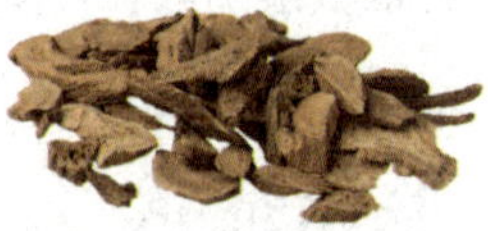
木香

处方2

组成 党参、补骨脂各12克，白术15克，炮附子、干姜各10克，炙甘草3克。

用法 将上述药物共研成细末，装瓶备用，用时先将肚脐部用温水洗净，趁湿取适量药粉放入肚脐处，用纱布覆盖，并用胶布固定，每3次换1次药。

适应证 白带病。

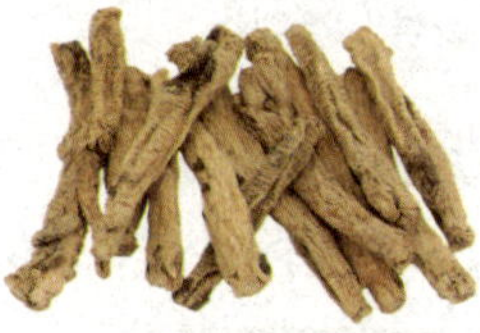
党参

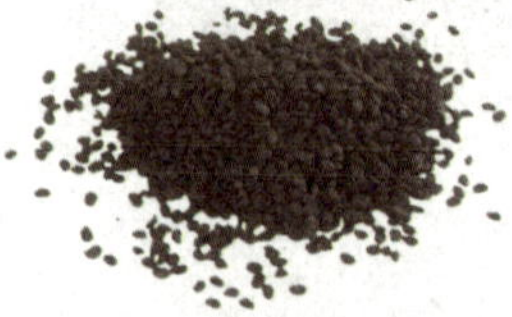
补骨脂

处方 3

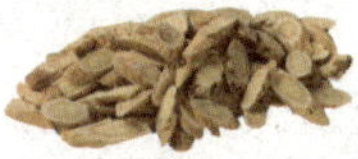
黄芪

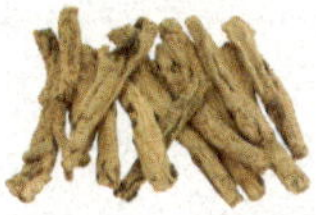
党参

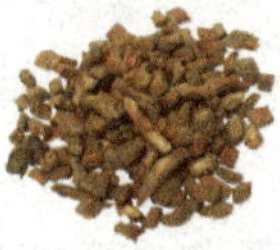
丹参

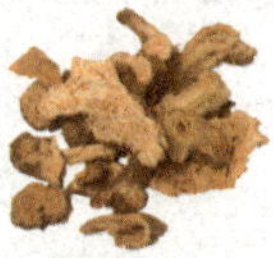
白术

组成 黄芪、党参、丹参各15克，白术、白芍、当归、生姜末、苍术、山药、香附各10克，柴胡、陈皮各6克。

用法 除生姜外，将上述药物烘干后共研为细末。取药末10克左右填入肚脐，铺平呈圆形，直径2～3厘米，再用8厘米×8厘米胶布贴紧。每隔3天换药1次，每日隔药艾灸1次。（药与艾之间放一圆形金属盖，艾炷约高1.5厘米，连灸3壮）1个月为1个疗程。治疗期间忌食生冷油腻的食物。

适应证 白带病。

处方 4

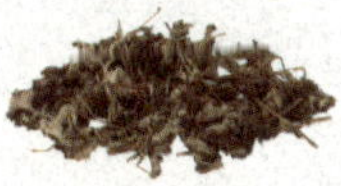
艾叶

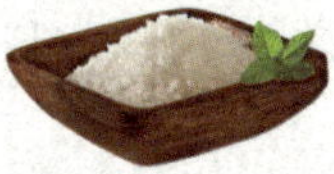
食盐

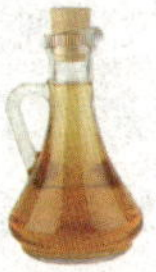
米醋

组成 艾叶、食盐各等量，米醋适量。

用法 将艾叶、食盐研为粗末，加入适量米醋，炒热后用消毒纱布包裹成药袋，将炒热的药袋置于患者脐部熨之，待温后将药袋敷于肚脐上，用纱布覆盖，并用胶布固定。每天换药1次，病愈为止。

适应证 白带过多。

崩 漏

概述

崩漏又称作功能性子宫出血，是指女性在不行经时，出现阴道突然大量出血，或淋漓下血不断的现象。经期延长达2周以上，也属于崩漏范畴，属于“经崩”或“经漏”。

病因

中医认为，崩漏多由肾虚、脾虚、血热、血瘀，冲任损伤，不能制约经血而使其非时妄行。

临床症状

肾虚证 ①肾阴虚证表现为经血非时而下，出血量少或多，淋沥不断，血色鲜红，质稠，头晕耳鸣，手足心热，颧赤唇红，腰酸膝软，舌红，苔少，脉细数；②肾阳虚证表现为经血非时而下，出血量多，淋沥不尽，色淡质稀，畏寒肢冷，腰痛如折，小便清长，大便溏薄，面色晦暗，舌淡暗、苔薄白，脉沉弱。

脾虚证 症状表现为经血非时而下，量多如崩或淋漓不断，色淡质稀。患者气短懒言、不思饮食、神疲体倦、四肢不温，或面浮肢肿、面色淡黄、舌淡胖、舌薄白、脉缓弱。

血热证 症状表现为经血非时而下、量多如崩或淋漓不断、血色深红、质稠。患者渴喜冷饮、头晕面赤、心烦少寐、舌红、苔黄、脉滑数。

血瘀证 症状表现为经血非时而下、量多或少、淋沥不净、血色紫暗有块。患者小腹疼痛拒按、舌紫暗或有瘀点、脉涩或弦湿有力。

贴敷处方

处方 1

组成 沙苑子、益智仁各30克，牡丹皮、生地黄各15克，艾叶6克。

用法 将上述药材共研成细末，取适量药材，用醋调成糊状，敷于肚脐处，固定。6小时换药1次。

适应证 肾虚证崩漏。

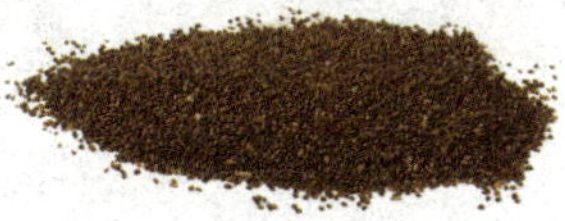

沙苑子

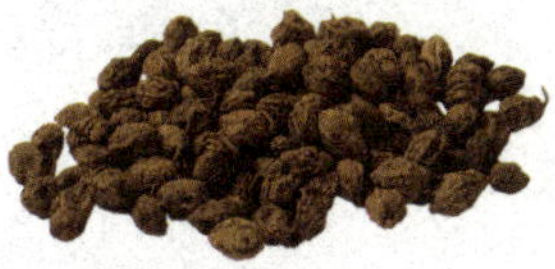

益智仁

处方 2

组成 蓖麻籽30克，蓖麻叶2张。

用法 将蓖麻籽、蓖麻叶放在砂锅中，加2500毫升清水煎成浓汁，捞去药渣，依旧放在文火上炖煮，保持药汁湿热备用。患者仰卧位，将2条厚毛巾泡在药材中，轮流拧去药汁，热敷在少腹部，以少腹部有温热舒适感为佳。通常敷药后4～6小时，月经即通。如1次未通，可再敷1次。敷药过程中，注意腹部保暖，以免受凉。

适应证 血瘀证崩漏。

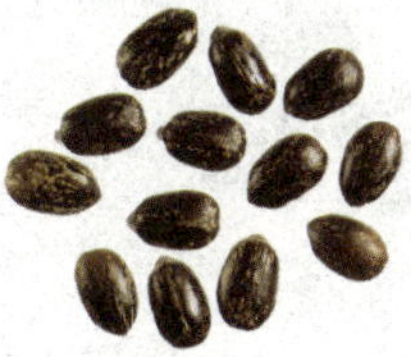

蓖麻子

处方 3

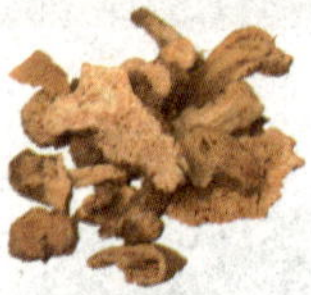
白术

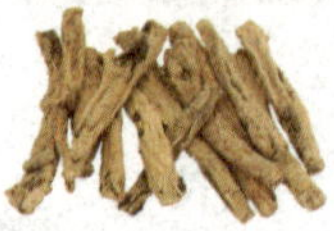
党参

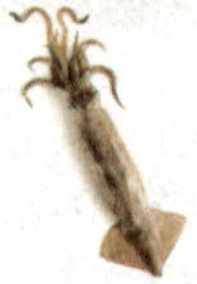
乌贼骨

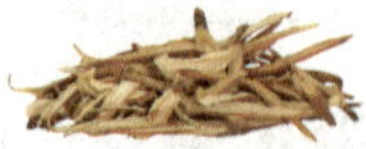
甘草

组成 白术、党参、乌贼骨各15克，甘草6克。

用法 将上述药物共研成细末。用药时取适量药末，以醋调成糊状，敷于肚脐，用胶布固定，每日换药1次。

适应证 脾虚证崩漏。

处方 4

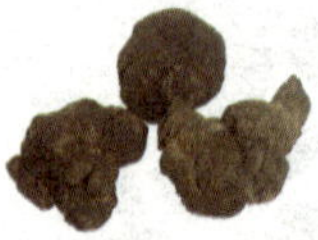
生地黄

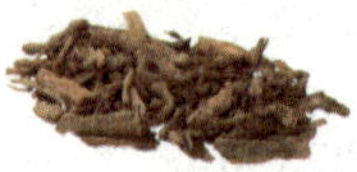
地骨皮

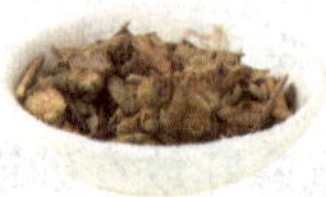
黄芩

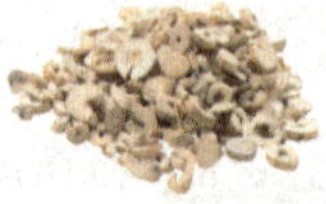
牡丹皮

组成 生地黄、地骨皮各15克，黄芩、煅牡蛎、黑栀子、炙龟板各12克，牡丹皮10克。

用法 将上述药物共研成细末。用时取适量药末，以醋调成糊状，敷于肚脐上，用纱布固定。每6小时换药1次。

适应证 血热证崩漏。

慢性盆腔炎

概述

慢性盆腔炎是妇科常见病，它是女性上生殖道及其周围组织的炎症，主要包括子宫内膜炎、输卵管炎、卵巢囊肿、盆腔腹膜炎。

病因

中医认为本病系风、湿、寒之邪侵袭，或饮食、七情质变，导致脾肾功能失调，气机阻滞，痰饮、瘀血、湿浊之邪积聚在胞宫而发病。现代医学认为，本病大多为急性盆腔炎未治疗彻底，在患者体质较差的情况下，急性盆腔炎的病程迁延并反复发作，导致慢性盆腔炎。慢性盆腔炎也有可能由沙眼衣原体感染引发的输卵管炎导致。

临床症状

慢性子宫内膜炎 表现为持续的下腹部疼痛、月经不规律、经量增多或减少、白带异常增多且可能带有异味。

慢性输卵管炎 表现为下腹部长期隐痛、坠胀感，伴有腰骶部酸痛，尤其在劳累、性交或月经前后加重。白带增多．月经失调。

输卵管积水 表现为下腹部持续疼痛、坠胀感，并伴有阴道分泌物增多、性交不适等。这些症状不仅影响日常生活质量，还可能影响生育能力

输卵管卵巢炎 表现为下腹部持续疼痛，伴有发热、阴道分泌物增多，严重时可能出现寒战、高热及恶心呕吐。

输卵管卵巢囊肿 表现为下腹部持续性疼痛、盆腔不适、月经异常及性交疼痛等。

慢性盆腔结缔组织炎 表现为长期下腹痛、腰骶酸痛，性交或劳累后加剧；月经紊乱，白带增多有异味；严重时发热寒战，影响生活质量和日常工作。务必及时就医，精准诊断，科学治疗，以免病情恶化，损害生育能力及整体健康。

贴敷处方

处方 1

组成 小茴香、薤白、乌药各15克，芒硝、桂枝各10克，胡椒6克，葱须3～5棵。

用法 将上述药物用纱布包裹后煎煮，加水浸润药物即可，根据皮肤能耐受的温度放在下腹部，上面用热水袋保温。每日2次，每次30分钟左右，每服药可用3次。

适应证 盆腔炎。

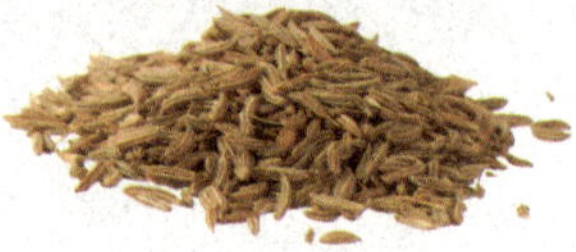

小茴香

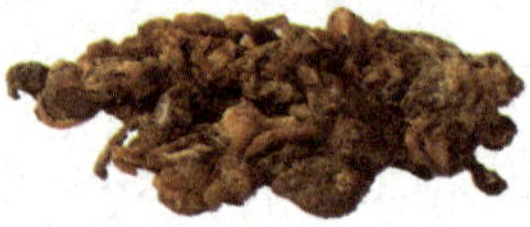

薤白

处方 2

组成 八角茴香、花椒、降香各12克，乳香9克，面粉、高粱酒各适量。

用法 上述药物共研成细末，以3匙面粉、高粱酒少许，调敷在患处，用一热水袋温敷在包块部位。每日2次，效果极佳。

适应证 慢性盆腔炎。

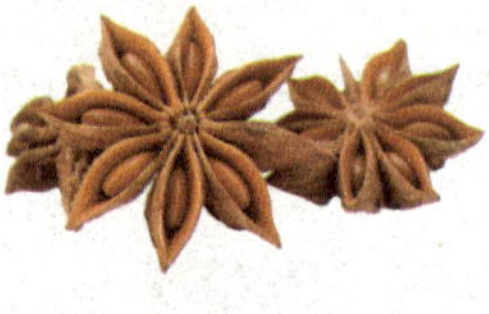

八角茴香

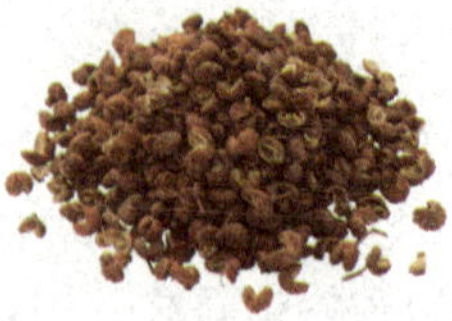

花椒

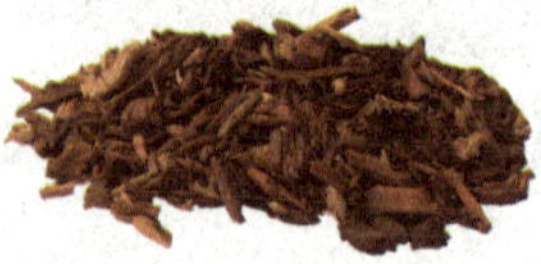

降香

处方 3

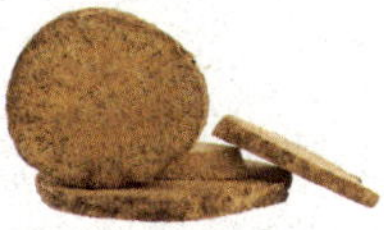

大黄

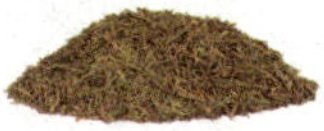

侧柏叶

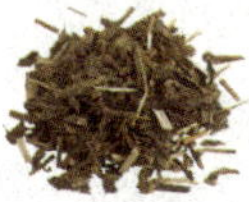

泽兰

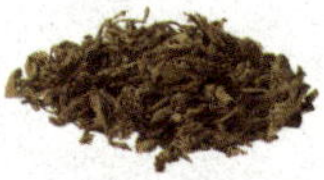

薄荷

组成 大黄、侧柏叶、黄柏各60克，泽兰、薄荷各30克，清水或蜂蜜适量。

用法 将上述药物共研成细末，用水或蜂蜜调成糊状备用。药物贴敷在下腹部，用纱布覆盖，并用胶布固定。每日换药1次，敷至治愈为止。

适应证 急性盆腔炎。

处方 4

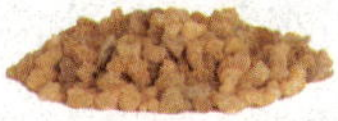

乳香

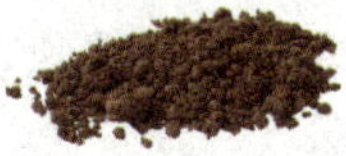

没药

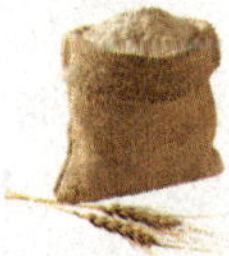

干面粉

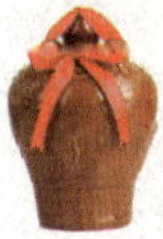

高粱酒

组成 川椒、乳香、没药、大茴香、降香各等分，干面粉、高粱酒各适量。

用法 以上药材共研成细末，以干面粉调匀，加少许高粱酒，调湿成膏，平摊在纱布上备用。药物贴于痛处，上用热水袋热敷，每日2次。

适应证 慢性盆腔炎。

妊娠呕吐

概述

妊娠呕吐是女性在妊娠早期，出现晨吐、恶心、呕吐、头晕厌食等症状。这是一种正常的妊娠现象，一般在妊娠6周出现，12周左右就会自行好转并消失。少数孕妇在妊娠早期会频繁出现剧烈的恶心、呕吐，并持续存在，出现进行性加重，影响正常的生活和工作，甚至危及孕妇的生命。

病因

妊娠呕吐多由于女性怀孕后体内激素增加，容易引发恶心、呕吐；怀孕期间，孕妇体内分泌大量黄体素，也会影响胃肠道平滑肌的蠕动，造成消化不良，出现呕吐、呕酸水等症状。

临床症状

脾胃虚弱型妊娠呕吐 患者妊娠早期，症状表现为恶心呕吐、不食、神疲嗜睡、口淡或呕吐清涎、舌淡、苔薄白而润。

痰湿型妊娠呕吐 患者妊娠后，症状表现为恶心呕吐、胸脘满闷、呕吐痰涎、舌苔白腻。

肝火型妊娠呕吐 患者妊娠早期，症状表现为恶心呕吐、呕吐酸水苦水、胸闷胁胀、头胀而晕、嗳气叹息、烦渴口苦、舌淡红、苔微黄。

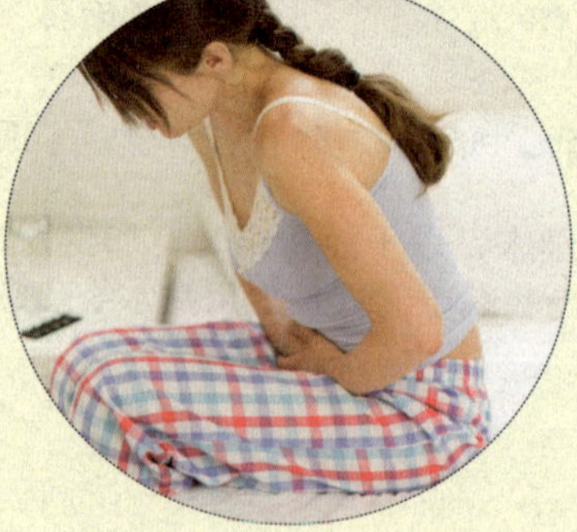

贴敷处方

处方 1

组成 半夏20克，丁香15克，生姜30克。

用法 先将半夏和丁香共研成细末，再加生姜加水煎成浓汁。取适量药粉加姜汁调成糊状，敷在肚脐部，用胶布固定。每天1次，1～3天即可痊愈。

适应证 妊娠呕吐。

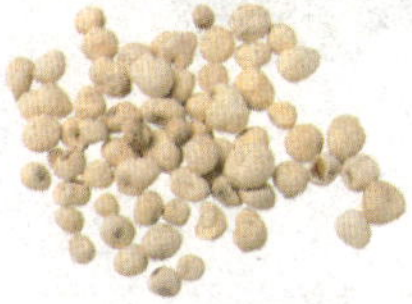

半夏

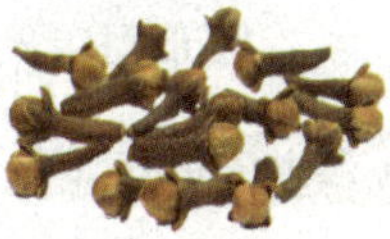

丁香

处方 2

组成 半夏15克，砂仁、豆蔻各3克，生姜适量。

用法 将生姜榨成小杯生姜汁备用。将半夏、砂仁、豆蔻三味药碾成细末，以姜汁调成稠糊备用。先用生姜片擦患者肚脐部发热，再取药糊涂敷在肚脐部上，用纱布覆盖，并用胶布固定，干后再涂，疗效较好。

适应证 痰湿型妊娠呕吐。

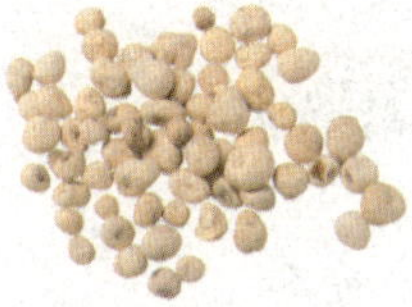

半夏

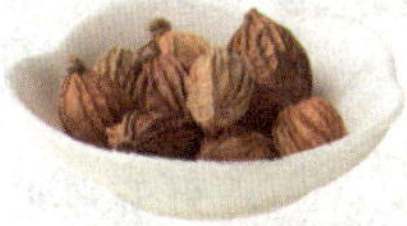

砂仁

处方 3

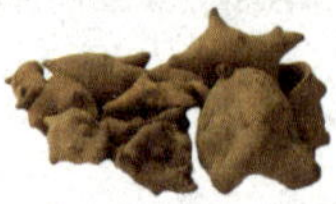

五倍子

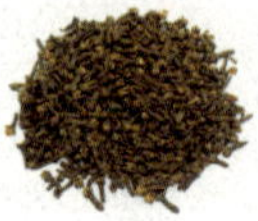

公丁香

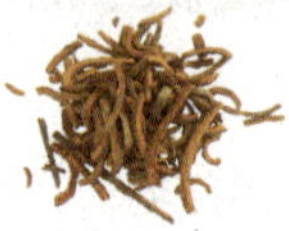

肉桂

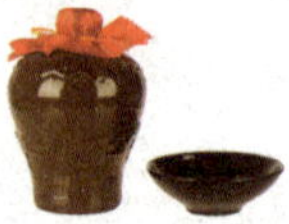

酒

组成 五倍子、雄黄各30克，枯矾15克，肉桂3克，公丁香2克，葱头5个，酒适量。

用法 将上述药研成细末，加适量酒调和，制成软硬适度的药饼备用。取一个药饼贴在患者脐上，再用艾绒隔药悬灸15～20分钟，用纱布覆盖，并用胶布固定。每天换药1次，直到病愈。

适应证 妊娠呕吐并且呕吐不止。

处方 4

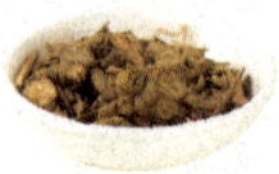

黄芩

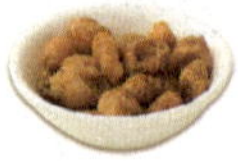

半夏

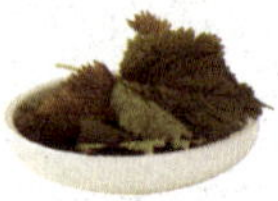

苏叶

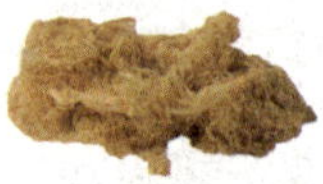

竹茹

组成 黄芩、半夏、苏叶各3克，竹茹适量。

用法 将黄芩、半夏、苏叶共研成细末，竹茹煎汁调成药末敷在肚脐部，用胶布固定，每日换药1次，连用3天。

适应证 妊娠呕吐。

第五章

儿科常见病的贴敷疗法

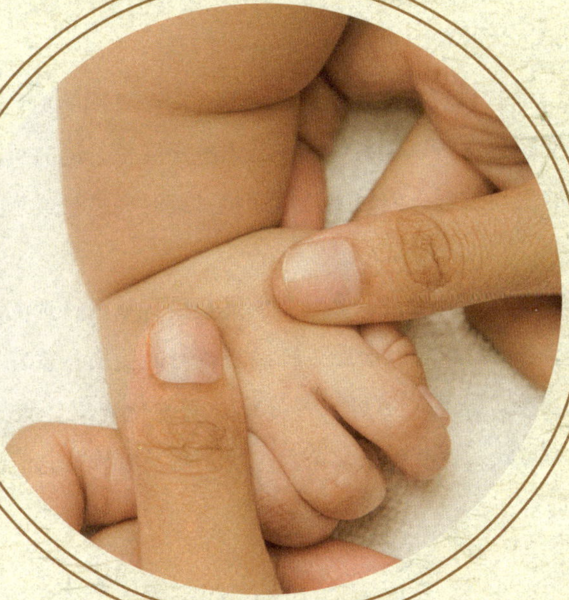

新生儿黄疸

概述

新生儿黄疸是新生儿中很常见的一种疾病，指新生儿期(自胎儿娩出脐带结扎至生后28天)，由于胆红素在体内积聚而导致血液中胆红素水平升高而出现以皮肤、黏膜及巩膜黄染为特征的病症。

病因

一般认为，新生儿黄疸是由新生儿肝功能发育不完善，胆红素代谢异常，血液中的胆红素浓度升高等原因导致的一种疾病。

临床症状

生理性黄疸 症状表现为皮肤发黄、巩膜（眼球外围的白色部分）黄染、尿液颜色加深、粪便颜色发黄以及新生儿血红素水平降低，同时可能伴随食欲减退。虽然这是正常的生理过程，但如果黄疸症状持续时间过长或加重，应及时咨询医生。

病理性黄疸 症状表现为皮肤和巩膜明显黄染，从浅黄到深黄不等；消化道症状如食欲缺乏、恶心、呕吐及腹胀；神经系统可能受损，表现为嗜睡、反应低下及抽搐；肝脏受损，出现肝脏肿大、疼痛及肝硬化迹象；胆盐血症导致皮肤瘙痒、心动过缓等症状。这些症状复杂且严重，需及时诊断与治疗，以避免对患者造成不可逆的损害。

贴敷处方

处方 1

组成 丁香12克，茵陈50克。

用法 以上两味药煎汤取汁，擦胸前、四肢。每日1～2次，10天为1个疗程。

适应证 新生儿黄疸。

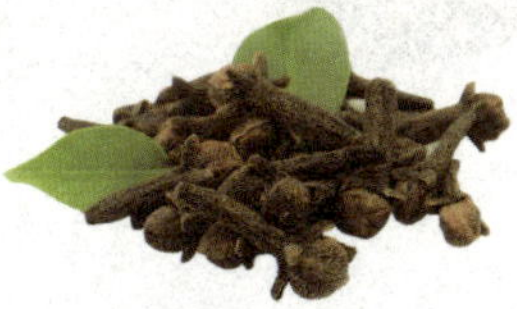

丁香

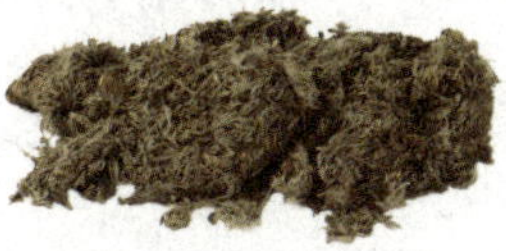

茵陈

处方 2

组成 大黄、黄柏、栀子各等分，蜂蜜水适量。

用法 将以上药物研成细末，装瓶备用。用时取30克药末，加蜂蜜水调成膏状，贴于期门。每日1次，每次6小时。30次为1个疗程。

适应证 新生儿黄疸。

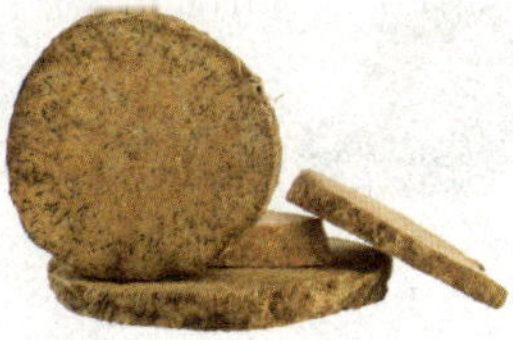

大黄

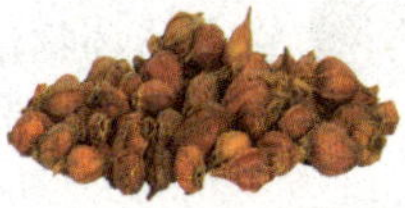

栀子

处方 3

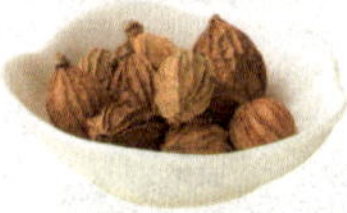
砂仁

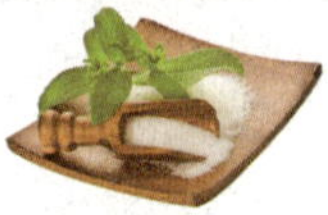
白糖

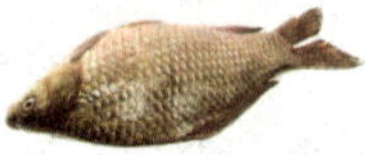
鲫鱼

白矾

组成 砂仁30克，白糖50克，鲫鱼1条，白矾10克。

用法 砂仁与白糖、白矾、鲫鱼共捣烂，纱布裹之，贴敷于肚脐、至阳穴处，外盖纱布，并用胶布固定，每日1次。

适应证 新生儿黄疸。

处方 4

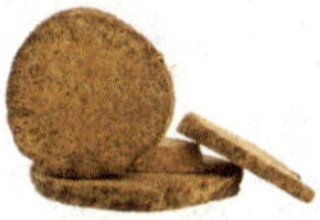
大黄

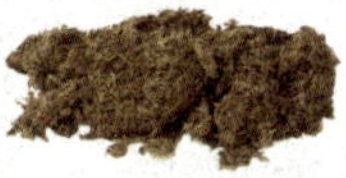
茵陈

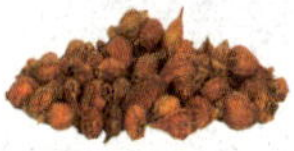
栀子

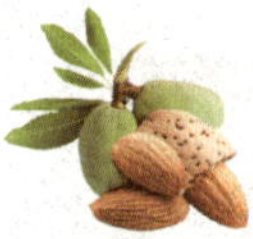
杏仁

组成 大黄、芒硝、茵陈、栀子各30克，杏仁18克，常山、鳖甲、巴豆霜各12克，豆豉50克。

用法 将上述药物浓煎取汁，装瓶备用。用纱布或棉花蘸取药汁，涂擦在脐部，炒热药渣，敷在肚脐处。每日2次，每剂药可用1次，10天为1个疗程。

适应证 新生儿黄疸。

小儿发热

概述

小儿发热是儿科常见的症状之一，是小儿体温超过正常范围高限的一种现象。小儿正常体温常以腋温36～37℃衡量，若腋温超过37.4℃，且一日间体温波动超过1℃，则认为是发热。

病因

短期发热多数由感染引起，一般预后良好，但发热也可能是危重患儿的早期表现，尤其是面色苍白、精神萎靡、嗜睡等症状重的患儿。

临床症状

表证发热 风热发热的症状表现为发热有汗、流鼻涕、咳嗽、咽喉肿痛、头痛、口干唇红、舌红、苔薄黄、脉浮数；风寒发热的症状表现为发热无汗、鼻流清涕、恶寒头痛、舌红苔白，脉浮紧；暑热发热的症状表现为壮热心烦、蒸蒸有汗、口渴引饮、小便短赤、面赤唇红、舌红苔白、脉浮洪数；湿热发热的症状表现为身热不扬、流涕咳嗽、胸闷不饥、小便短赤、唇舌色红、苔黄厚腻、脉濡数。

里证发热 症状表现为患儿体温升高，面红耳赤，口唇干燥，烦躁不安，手足心热，甚至神昏谵语。腹部胀满，大便秘结或溏泄，小便短赤。这些症状均表明小儿体内热邪炽盛，需及时采取措施，以清热泻火，恢复健康。

贴敷处方

处方 1

组成 板蓝根、青蒿、大青叶、千里光、野菊花各100克，细辛、苏叶、麻黄、荆芥各30克。

用法 将上述药物水煎取汁，放入浴盆中清洗患者全身。每日2～3次，每日1剂，连续2～3天。

适应证 小儿发热。

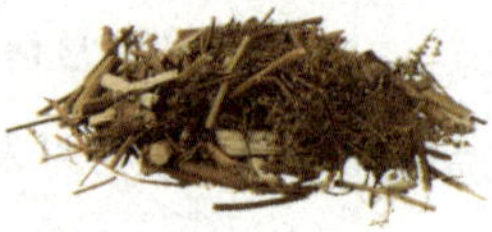

青蒿

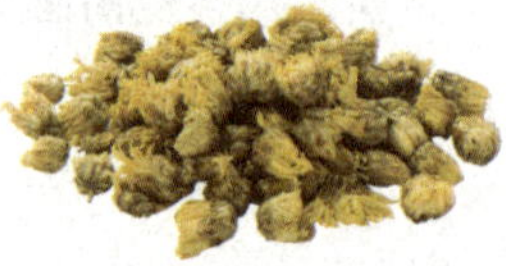

野菊花

处方 2

组成 吴茱萸、山栀各20克，食醋适量。

用法 将吴茱萸和山栀共研成细末，以食醋调为糊状，敷在足心涌泉上，用纱布包扎固定。每4小时换药1次，连续2～3天。

适应证 小儿发热。

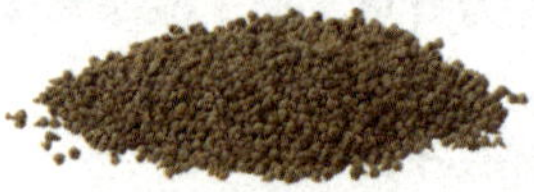

吴茱萸

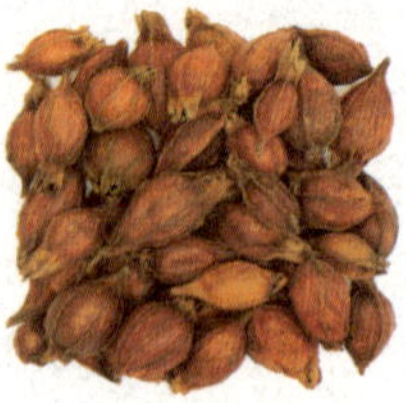

山栀

处方 3

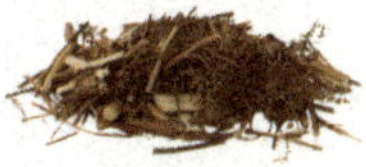
青蒿

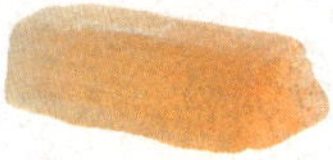
生石膏

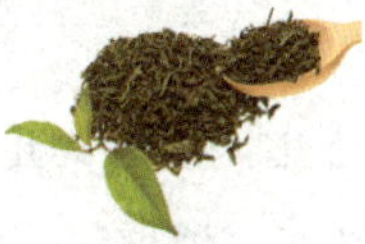
茶叶

冰片

组成 青蒿、燕子泥、生石膏各50克，滑石粉30克，茶叶、冰片各20克，鸡蛋清、甘油各适量。

用法 将以上药物共研成细末，加适量鸡蛋清和甘油，敷在肚脐上，用纱布覆盖，并用胶布固定可滴入适量甘油来保持湿度。

适应证 小儿高热。

处方 4

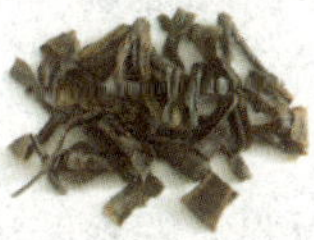
地龙

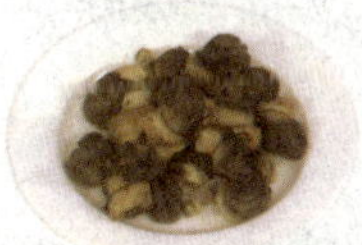
田螺

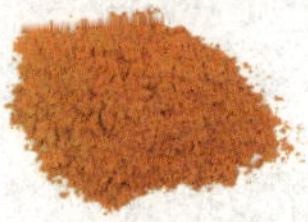
雄黄

组成 地龙3～5条，田螺7个，雄黄5克，燕子泥适量。

用法 将以上药材捣烂，加入2个鸡蛋清，用适量麻油拌匀，做成2个饼，分别敷在前额与心窝部，热退则去药。

适应证 小儿高热。

夜　啼

概述

夜啼多见于初生婴儿，是指婴儿白天安静如常，入夜却啼哭不安，或每夜定时啼哭，甚至通宵达旦的一种现象。

病因

中耳乳突炎或外耳道炎，可诱发耳痛、发烧，使小儿哭闹不止。寄生虫病、皮肤湿疹、佝偻病、腹痛、机体的某些过敏反应等，也会引起小儿哭闹不止。

临床症状

脾脏虚寒型小儿夜啼 表现为睡喜伏卧曲腰而啼，哭声低微，午夜后尤为明显，面色青白，四肢欠温，食少便溏。

心经积热型小儿夜啼 表现为夜间啼哭，哭声响亮，常见于午夜前，睡喜仰卧，烦躁不安，面赤唇红，尿赤便秘。

惊骇恐惧型小儿夜啼 表现为夜间突然啼哭，或睡中时作惊惕，神情不安，啼声尖锐，时急时缓，紧偎母怀。

乳食积滞型小儿夜啼 表现为睡卧不安，夜间阵发啼哭，脘腹胀满拒按，不欲吮乳，口臭，或呕吐乳块，大便酸臭或秘结。

贴敷处方

处方 1

组成 酸枣仁10克，朱砂20克。

用法 将上述药物分别研为细末，和匀，以适量30%二甲基亚砜调成软膏。用时取一团如黄豆大小，置于胶布中心，贴于患儿涌泉和膻中，每晚换药1次。

适应证 夜啼。

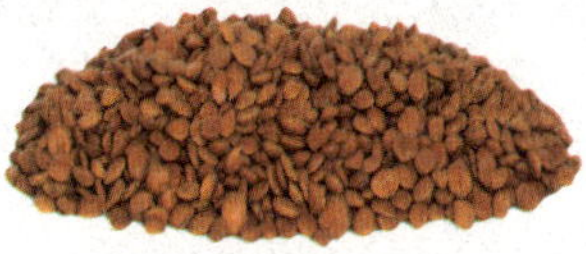

酸枣仁

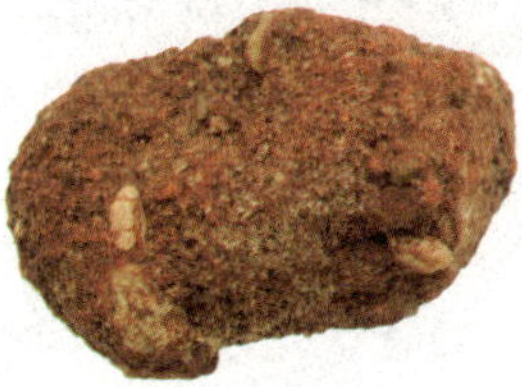

朱砂

处方 2

组成 郁李仁、酸枣仁各5克。

用法 将郁李仁和酸枣仁捣烂后敷于肚脐上，外用伤湿止痛膏固定，每日换药1次，连续3～5天即可。

适应证 夜啼。

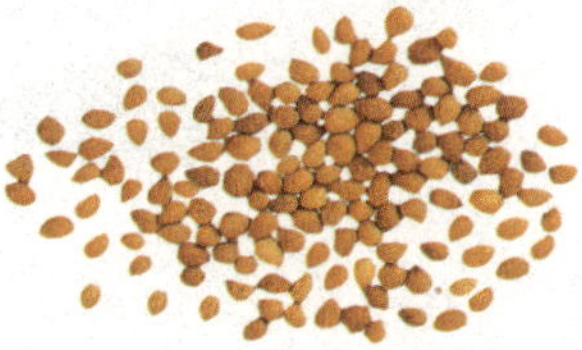

郁李仁

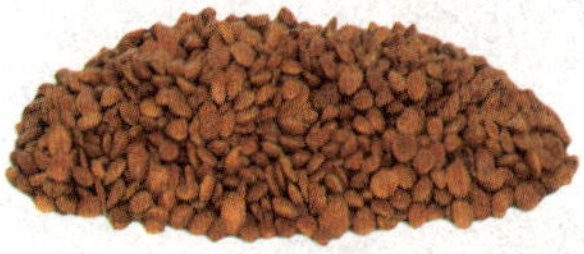

酸枣仁

处方 3

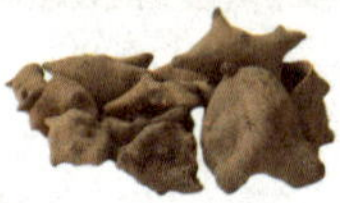

五倍子

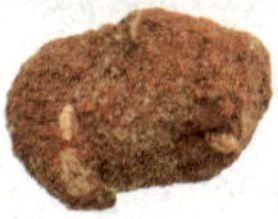

朱砂

组成 五倍子1.5克，朱砂0.5克，陈细茶、清水适量。

用法 将五倍子和朱砂共研成细末，加入适量捣烂或嚼碎的陈细茶拌匀，以水少许，捏成小饼状，敷在肚脐上，用胶布固定，每晚更换1次。

适应证 夜啼。

处方 4

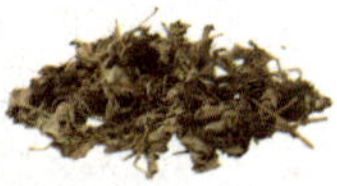

艾叶

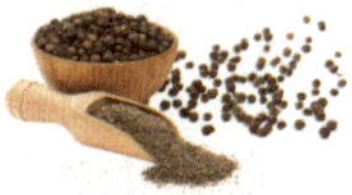

胡椒

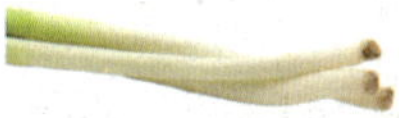

葱白

组成 艾叶6片，胡椒6粒，葱白2个。

用法 将胡椒研成末，艾叶和葱白捣烂加入热米饭中，趁有一定温度敷在小儿肚脐孔上，用布带扎紧固定。每日换药1次，3天后即可痊愈。

适应证 夜啼。

流行性腮腺炎

概述

流行性腮腺炎是一种由腮腺炎病毒（中医称风温邪毒）引起的急性呼吸道传染病。本病多发于春季，以5～9岁儿童为最多。

病因

中医认为，流行性腮腺炎是由感染风湿邪毒，壅阻少阳经脉而引起的一种时疫性疾病。

临床症状

流行性腮腺炎临床表现为恶寒、发热、头痛、咽痛、一侧或两侧耳下腮部漫肿无边。

温毒袭表证　症状表现为发热轻、一侧或两侧耳下腮部肿大、压之疼痛、有弹性，舌尖红、苔薄白、脉浮数。

热毒蕴结证　症状表现为壮热、头痛、腮部肿胀、疼痛拒按、烦躁，舌红苔黄、脉数有力。

毒陷心肝证　症状表现为腮腺肿胀、高热不退、嗜睡、呕吐、甚则昏迷、抽风，舌质红绛、苔黄糙，脉洪数。

贴敷处方

处方 1

组成 生大黄30克，葱白50克。

用法 将生大黄研成细末，葱白捣烂，两者调成糊，涂于患处。每日1次。

适应证 流行性腮腺炎。

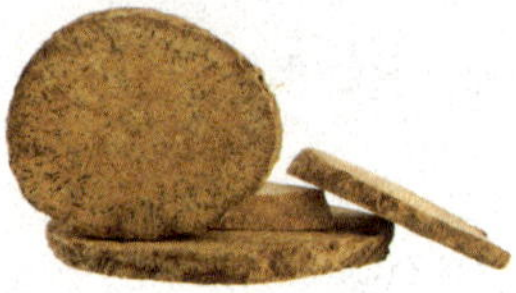
生大黄

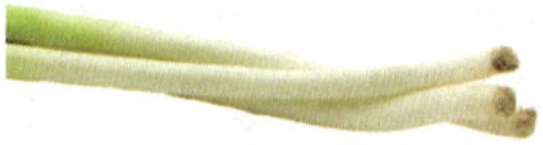
葱白

处方 2

组成 栀子、吴茱萸各9克，胡黄连6克，大黄4.5克，南星3克，陈醋适量

用法 将上述药物共研成细末，贮瓶备用。用时先以温水洗净双足，之后将药末用陈醋调成糊状，摊在敷料上，贴在双侧涌泉穴上，用绷带包扎。3～5岁小儿，每次用药12克；6～10岁，每次用药18克；11～15岁，每次用药24克；16岁以上每次用药30克。每24小时换药1次。

适应证 流行性腮腺炎。

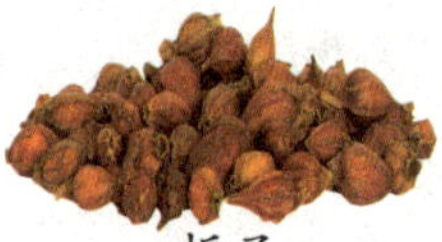
栀子

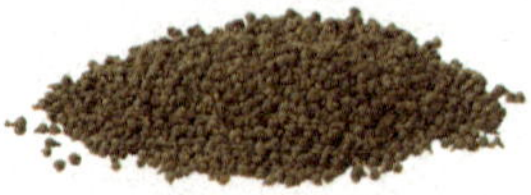
吴茱萸

处方 3

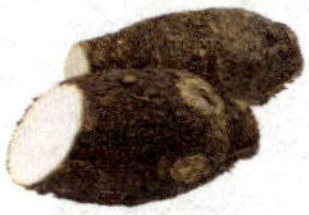
生芋头

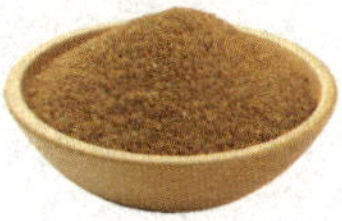
红糖

组成 生芋头、红糖各适量。

用法 生芋头去皮切碎，与红糖一起捣成烂泥，敷在患处，每日1～2次，5天1个疗程。

适应证 邪犯少阳型流行性腮腺炎。

处方 4

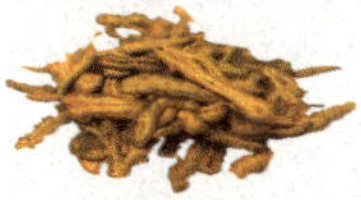
黄连

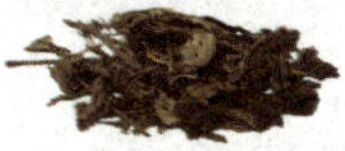
大青叶

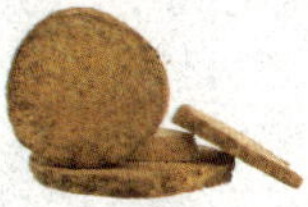
大黄

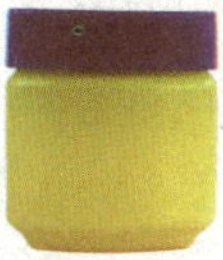
凡士林

组成 雄黄、黄连、大青叶、大黄各10克，凡士林适量。

用法 将雄黄、黄连、大青叶、大黄共研成细末，用凡士林调膏，涂敷在患处。保留12小时，次日换药，共涂3次，一般用药3天后即可见效。

适应证 流行性腮腺炎。

水 痘

概述

水痘又称水花、水疮，是一种由水痘-带状疱疹病毒引起的高传染性疾病。

病因

中医认为，水痘多因外感风温时毒，经口鼻而入，邪气侵肺，肺失肃降，水之上源不布，挟邪外透肌表，故而导致水痘。西医认为，水痘是由水痘-带状疱疹病毒初次感染而引起的急性传染病。由于其传染性强，感染者是唯一的传染源，传播途径主要是接触传染源和呼吸道飞沫。

临床症状

典型水痘 表现为发热、厌食等前驱症状，随后24～48小时出现皮疹，首发于头面和躯干，继而扩展到四肢，末端稀少，呈向心性分布，全身症状和皮疹较轻，10天左右痊愈，不留瘢痕。

重症水痘 表现为持续高热、明显的全身中毒症状明显，以及密集且易融合成大疱型或出血性的皮疹；并可继发感染或伴血小板减少而引起的暴发性紫癜。

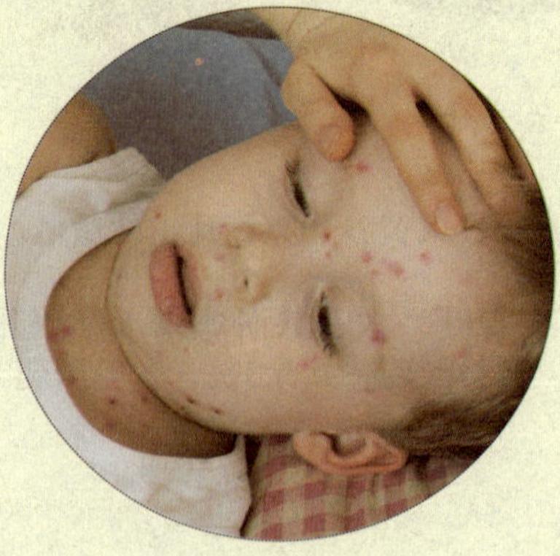

贴敷处方

处方 1

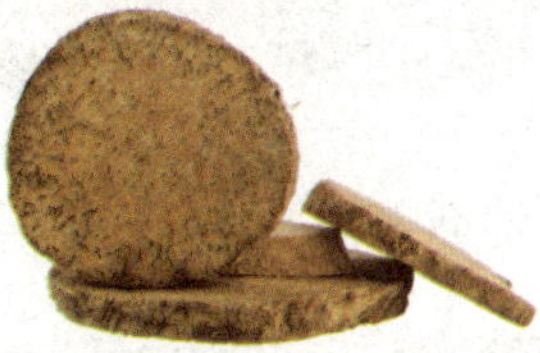

大黄

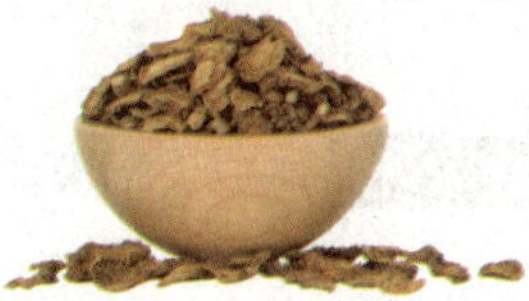

防风

组成 大黄、防风、生石膏、全蝎、青黛各等量，鸡蛋清适量。

用法 将上述药混合共研成细末，过筛，取适量鸡蛋清掺药末，调成膏状，备用。用时取30克药膏，摊在2厘米×3厘米的塑料布中间，贴敷在患者肚脐孔上，用纱布覆盖，并用胶布固定。每日换药2次，连敷3～4天即可奏效。

适应证 水痘。

处方 2

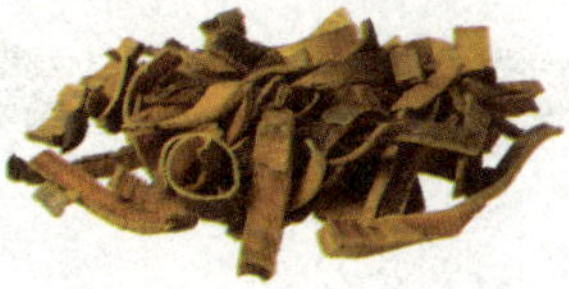

黄柏

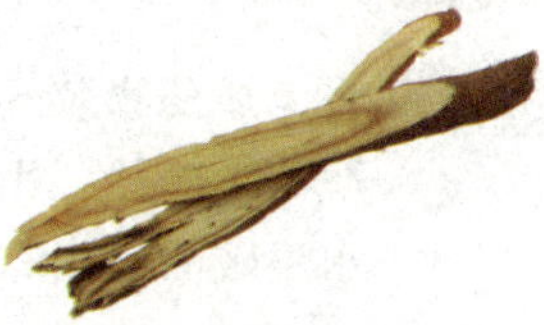

赤芍

组成 黄柏15克，赤芍15克，黄芩12克，柴胡10克，甘草6克。

用法 将上述药物以水煎煮、浓缩，再加入少许母乳，配成温热药液浸泡擦洗，每日1次。

适应证 水痘。

处方 3

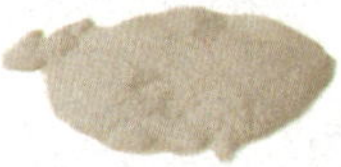

滑石

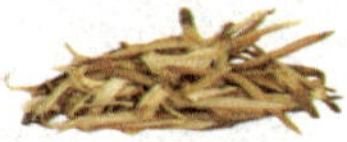

甘草

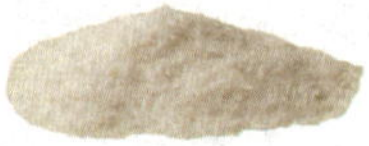

石膏

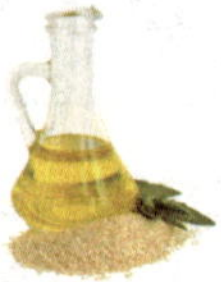

香油

组成 滑石、甘草、石膏各10克，香油适量。

用法 将上述药物共研成细粉，以适量生香油调膏后敷在痘疮处即可。每日1次。

适应证 水痘（感染、溃疡）。

处方 4

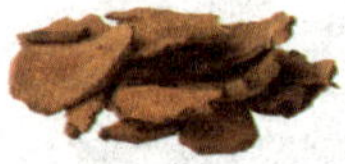

绵马贯众

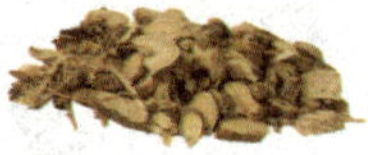

苦参

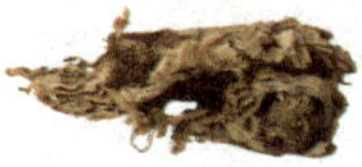

浮萍

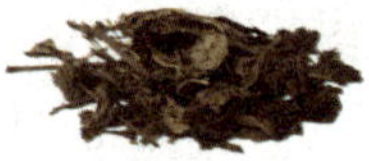

大青叶

组成 绵马贯众、苦参、浮萍、大青叶各20克。

用法 将上述药物装入纱布袋，加2000毫升水煎煮10分钟后取出药袋，待药液冷却至温热，用毛巾浸湿药液并轻轻擦洗患处，每日2次，连用3天；若水痘破溃，擦洗后需外涂紫药水。

适应证 水痘。

百日咳

概述

百日咳又称为顿咳，是由百日咳杆菌所引起的呼吸道传染病，多发于小儿。

病因

现代医学认为，百日咳杆菌很少通过衣物、用具等间接传播，只能在上呼吸道黏膜生长繁殖，随着飞沫进行传播，患者是唯一的传染源，患者周围2米内都可能吸入病菌。中医认为，此病是由于时行疫毒犯肺，使得肺气不宣，气郁化痰，阻于气道，气机上逆而形成。久咳伤及肺络，引起咯血。

临床症状

初咳期　这个阶段的症状类似感冒，包括咳嗽、打喷嚏、流鼻涕、低热等，持续1～2周。随着病情发展，进入痉咳期，这是最严重的阶段，患者会出现频繁的痉挛性咳嗽，咳嗽末伴有鸡鸣样吸气吼声，咳嗽剧烈时可能伴有呕吐、口唇发绀、眼结膜充血等症状，此期可持续2周至2个月不等。

恢复期　这个阶段咳嗽的频率和程度逐渐减轻，直至症状完全消失，恢复期通常持续1-2周。然而，如果合并肺炎等并发症，病情可能会迁延不愈。

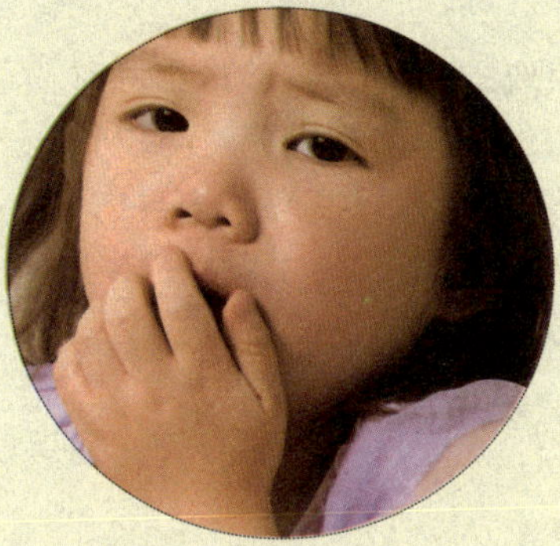

贴敷处方

处方 1

组成 黄连、连翘、百部各6克，冰硼散1～2克，鸡胆汁、米醋适量。

用法 将上述药物共研成末，贮瓶备用。用时取鸡胆汁、米醋调成糊状，每晚敷于双侧手心及足心，用纱布覆盖，并用胶带固定，次日晨起取下。2岁以下患儿用药末1.5克，3岁以上患儿用药末3克。10天为1个疗程，连用1～2个疗程可见效。

适应证 百日咳。

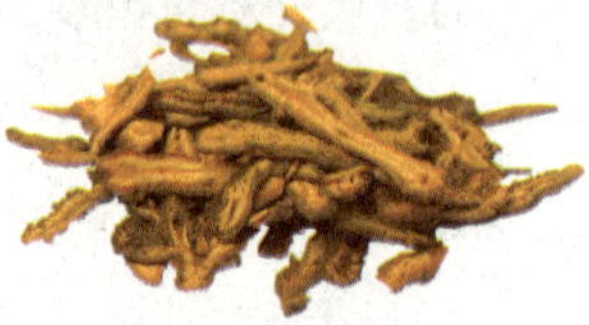
黄连

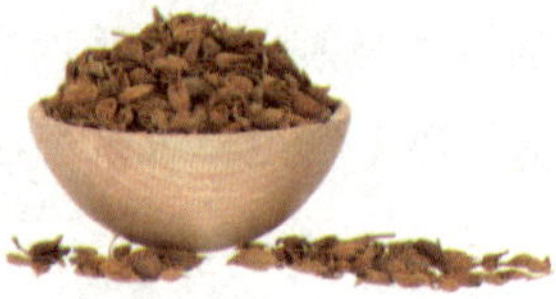
连翘

处方 2

组成 吴茱萸、细辛、百部、檀香、葶苈子各10克，甘遂5克，生大蒜、猪胆汁各适量。

用法 将上述药物共研成细粉，贮瓶密封。用时取10克药粉，加生大蒜捣烂成泥，再以猪胆汁调成稠膏状，分别贴在神阙、身柱、双侧膏肓、双侧涌泉等穴，1次贴8～12小时，每日换药1次，7天为1个疗程。

适应证 百日咳。

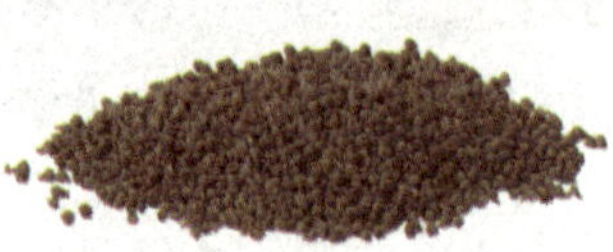
吴茱萸

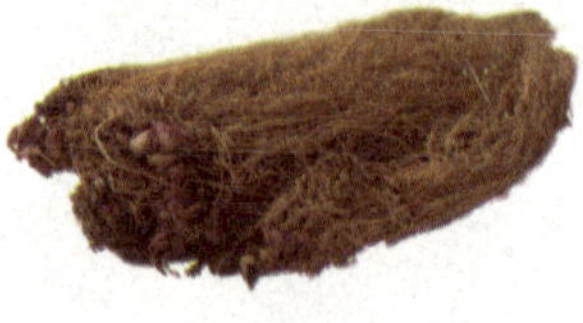
细辛

处方 3

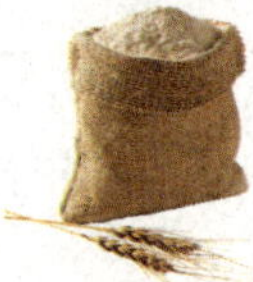
面粉

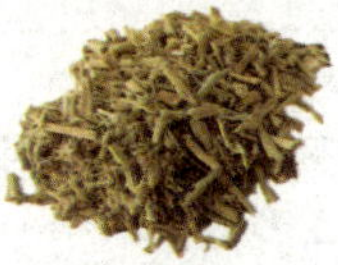
麻黄末

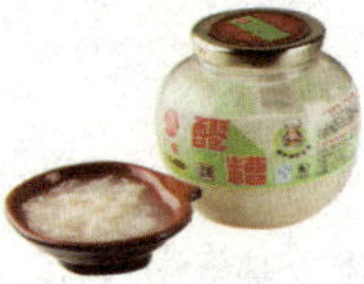
甜酒

组成 面粉9克，麻黄末1.5克，甜酒适量。

用法 将上述药物调和均匀，制成饼状，外敷在患者背部肺俞上，24小时内敷2～3次。

适应证 百日咳。

处方 4

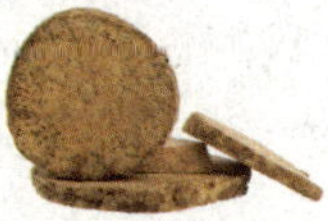
大黄

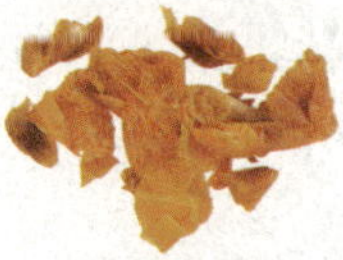
鸡内金

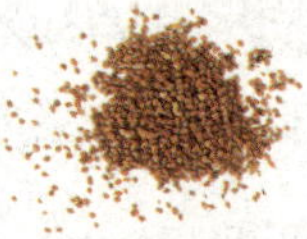
莱菔子

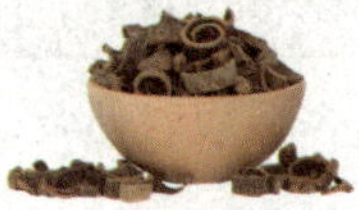
厚朴

组成 大黄、芒硝各6克，鸡内金、莱菔子、厚朴各9克。

用法 将上述药物共研成细末，以温水调成糊状备用。用时取适量药糊，贴敷在患者的肚脐上，用纱布覆盖，并用胶布固定。每晚贴1次药，直至痊愈。

适应证 伤食所致的百日咳。

小儿厌食症

概述

小儿厌食症是儿童时期的一种常见病和多发病，是小儿长时间食欲减退或消失、食量减少甚至拒食的一种病症。

病因

中医认为，本病是因为小儿脾胃娇嫩，胃肠消化功能不全，如果受冷暖刺激、饥饱失调、贪吃生冷，就会损伤脾胃，引起小儿胃口不好，饮食不下。

临床症状

脾胃气虚型小儿厌食症 症状表现为不思进食，神疲少气懒言，面色少华，舌淡苔薄，两脉细软、食少便多，指纹淡红，大便稀软或挟有不消化食物。

胃阴不足型小儿厌食症 症状表现为食少饮多、大便偏干、面色萎黄、皮肤不润、形体偏瘦，舌红少苔或花剥苔，脉细小数，或指纹色红。

营卫不和型小儿厌食症 症状表现为食欲缺乏、自汗盗汗、汗出肢凉、面色少华、腹软便调，易感外邪，或睡时露睛，舌淡红，苔薄润，两脉细和。

肝胃不和型小儿厌食症 症状表现为不思饮食、烦躁易怒、嗳气恶心、夜寐不宁、面色青黄、面部或山根青筋显露，舌质偏红、苔多薄黄、脉弦或指纹青紫滞涩。

贴敷处方

处方 1

组成 莱菔子、苍术、干姜各10克，肉桂5克，醋适量。

用法 将上述药物共研成细末，用醋调成稠糊状，敷在肚脐处，用橡皮膏固定，每日换药1次，连用3～5天。

适应证 小儿厌食症。

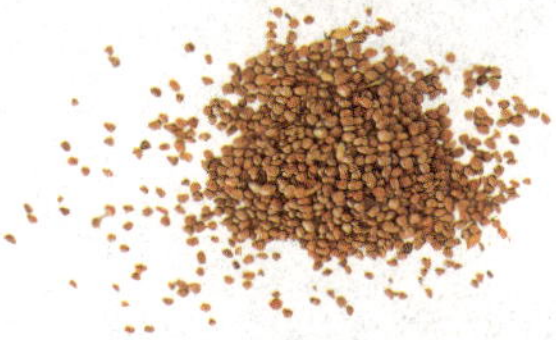
莱菔子

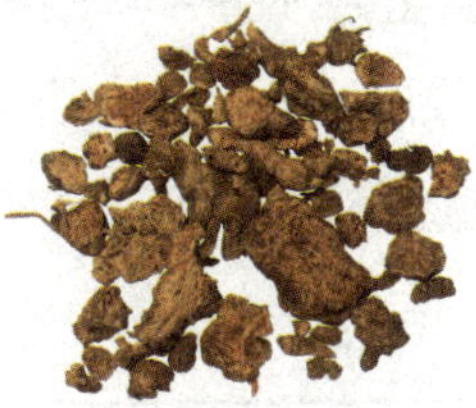
苍术

处方 2

组成 桃仁、鸡内金、大黄、莱菔子各等分，冰片少许，清水适量。

用法 将上述药物共研成细末，用时取15～25克，以水调成糊状，敷在双侧内关，包扎固定，24小时后除之，隔3天1次，连续3次为1个疗程。

适应证 小儿厌食症。

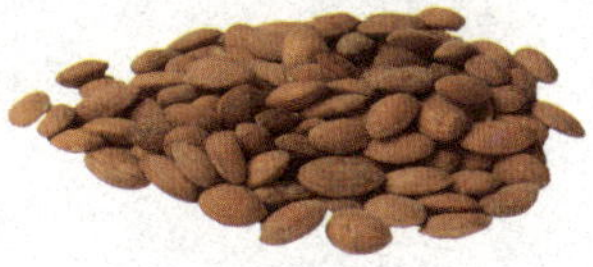
桃仁

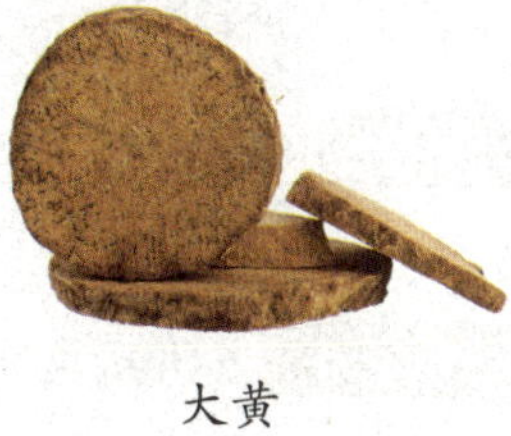
大黄

处方 3

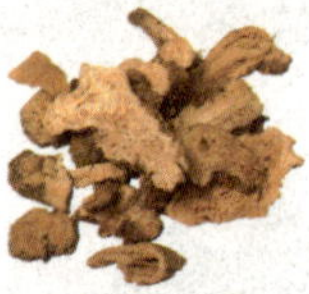
白术

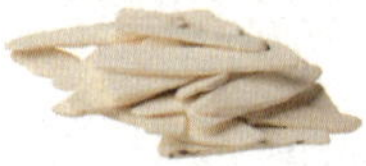
山药

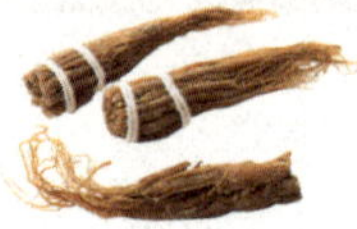
党参

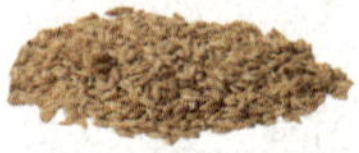
炒麦芽

组成 白术、山药、党参、炒神曲、炒麦芽各等分，甘油、醋各适量。

用法 将上述药物研成细末后，加甘油、醋调成膏状，隔日交替贴在神阙、中脘上。

适应证 小儿厌食症。

处方 4

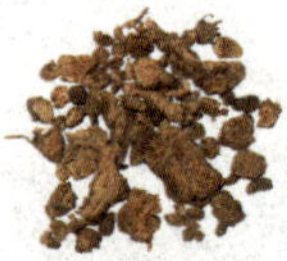
苍术

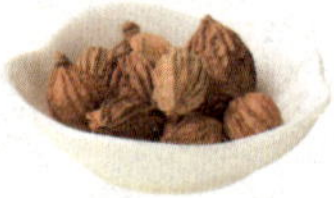
砂仁

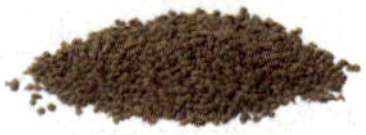
吴茱萸

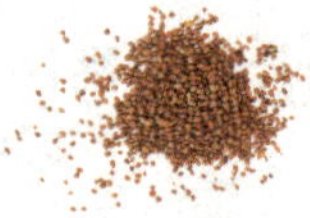
炒莱菔子

组成 苍术、砂仁、吴茱萸、牵牛子各10克，炒莱菔子6克，白胡椒、大黄、丁香各5克。

用法 将上述药物共制成水浸膏，用时每贴取药膏5克，药膏贴敷在神阙、下脘等穴。每日1次，7天为1个疗程，2个疗程可见效。

适应证 小儿厌食症。

小儿遗尿

概述

小儿遗尿又被称为夜尿症，多见于3～10岁小儿。本症是指小儿3周岁后在睡觉时不自主排尿的病症，且排除神经系统或泌尿生殖系统器质性病变。

病因

遗尿的原因有很多，3岁以内的小儿可能是由于智力发育不全，排尿习惯尚未养成，以及精神刺激、贪玩少睡、过度疲劳引起遗尿，不属于病态。如果是3岁以后，小儿不能控制排尿，需要去医院检查，对症下药。中医认为，本病多由肾气不足、膀胱不能制约小便所致，或者是由于小儿饮食习惯不良，贪玩，过于疲劳，导致睡不易醒，不知不觉尿床。

临床症状

原发性小儿遗尿症 症状表现为脸色萎黄、精神不振、四肢不温、易出汗、夜间盗汗、脾气古怪、胆小内向等。

继发性小儿遗尿症 症状表现为夜间不自主排尿，即尿床，且尿量足以湿透床单，患儿通常不会因此醒来。此外，日间还可能出现尿频、尿急、排尿困难及尿流细等症状。

生理性小儿遗尿症 症状表现为患儿在睡眠中不自主地排尿，导致床铺湿润，且遗尿情况夜间多于白天，多发生在上半夜。此外，患儿可能睡眠昏沉，难以叫醒，排尿时可能尿不出或尿不尽。

混合性小儿遗尿症 症状表现为患儿可能伴有白天尿频或觉醒障碍，以及夜间尿量增多。此外，孩子可能表现出夜间多梦、夜惊或梦游等异常精神状态。

贴敷处方

处方 1

组成 公丁香5粒，桂圆核1个，八角茴香1个，益智仁3克，老姜适量。

用法 将上述药物共研成细末，以老姜捣汁调成药饼，于每晚睡前烘温，敷于肚脐上，用纱布覆盖，并用胶布固定，次晨除去。一般连用5天即愈。

适应证 小儿遗尿。

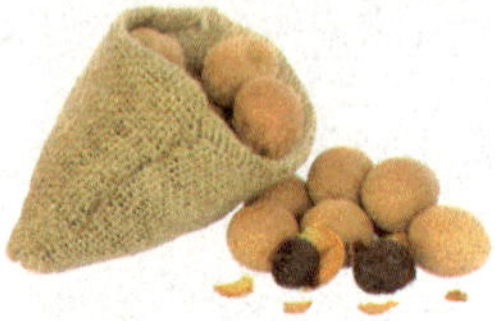

桂圆核

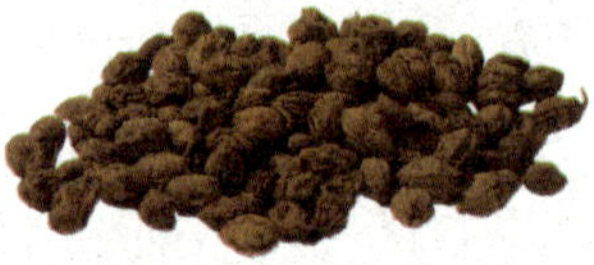

益智仁

处方 2

组成 石菖蒲、丝瓜藤、艾叶各20克，陈皮10克，香附6克。

用法 将上述药物捣烂加热，外敷贴在患者的小腹部、腰眼等处，用塑料薄膜覆盖，并用胶布固定。每晚睡前敷用，次日除去，一般连敷5次即愈。

适应证 小儿遗尿。

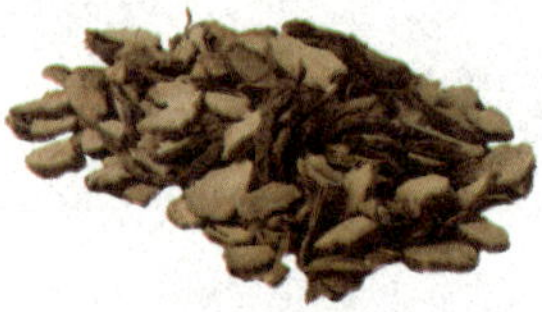

石菖蒲

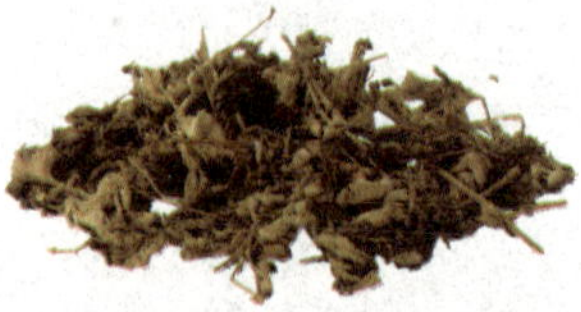

艾叶

处方 3

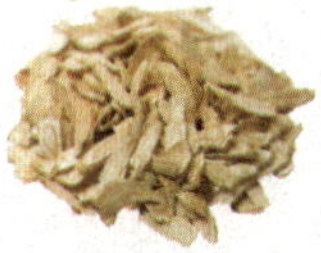
当归

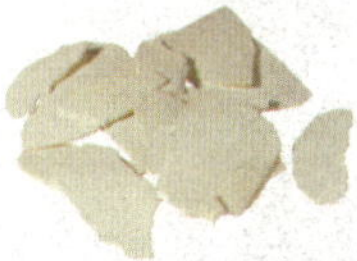
茯苓

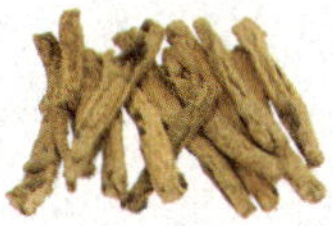
党参

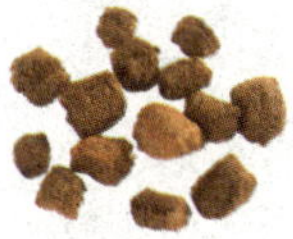
螵蛸

组成 当归、茯苓、党参、螵蛸、远志、龙骨各30克，龟甲20克，米醋适量。

用法 将上述药物共研成细末，贮瓶备用。用时取适量药末，以米醋调为稀糊状，敷在双足心涌泉上，用纱布覆盖，并用胶布固定，每晚换药1次，连用5～7天。

适应证 小儿遗尿。

处方 4

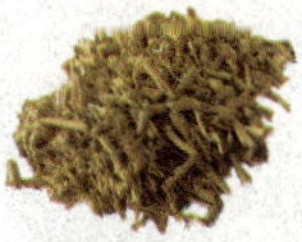
麻黄

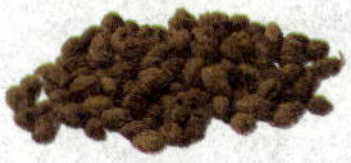
益智仁

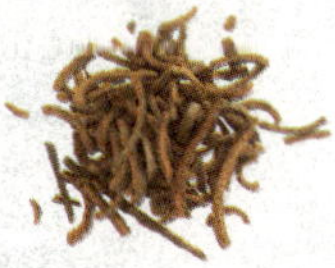
肉桂

组成 麻黄3克，益智仁、肉桂各1.5克，醋适量。

用法 将上述药物研成细末备用，每用时取3克药末，醋调成膏状敷于肚脐上，36小时后取下，间隔6～12小时再用，连用3次以后，每隔1周用1次，连续2次巩固疗效。

适应证 小儿遗尿。

第六章

皮肤科常见病的贴敷疗法

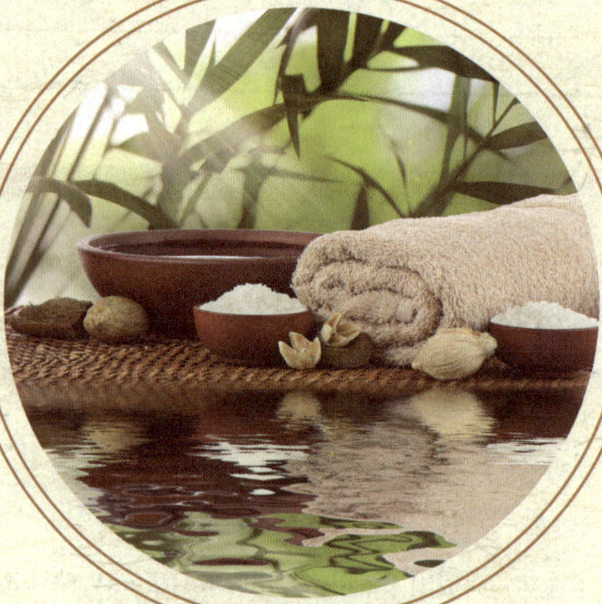

湿 疹

概述

湿疹又称为湿癣、湿毒疮，是常见的由多种内外因素引起的表皮及真皮浅层的炎症性皮肤病。

病因

环境因素是增加湿疹患病率的重要因素之一。环境包括群体环境和个人环境，湿疹主要受到群体环境的影响。人类的群体环境致病因素是指室外大范围的空气、土壤、水、放射源、大面积的致敏花粉植被、大面积的气传致敏菌源等。

临床症状

急性湿疹 急性湿疹表现为局部初起皮肤潮红，迅速出现红色丘疹、水疱、脓疱、结痂、脱屑等，边界不清，呈对称分布。患者自觉瘙痒，重者不可忍受，瘙痒感常在夜间增剧，影响睡眠。搔后往往会出现糜烂，滋水淋漓。

慢性湿疹 慢性湿疹表现为皮肤增厚粗糙。如发于关节处，常呈皲裂状，痛痒兼作。湿疹缠绵，时轻时重，连绵数月至数年，甚至终身不愈。

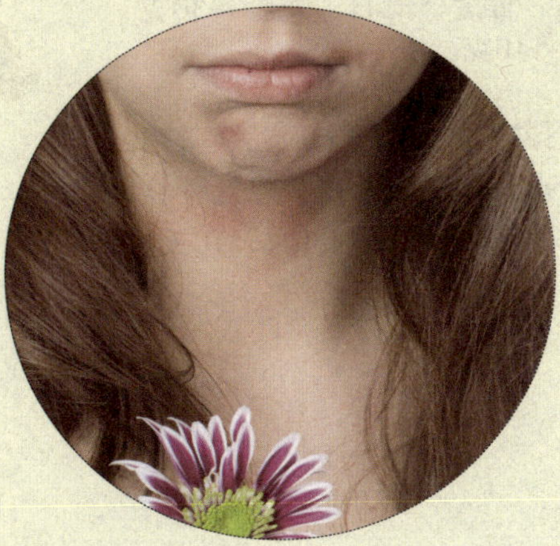

贴敷处方

处方 1

组成 芒硝50克，蛇床子30克，苦参、白鲜皮各20克。

用法 将苦参、白鲜皮、蛇床子3味药加水煎取300毫升，倒入盆中，之后加入芒硝。外洗患处。每日2次，5天后即可痊愈。

适应证 急性湿疹。

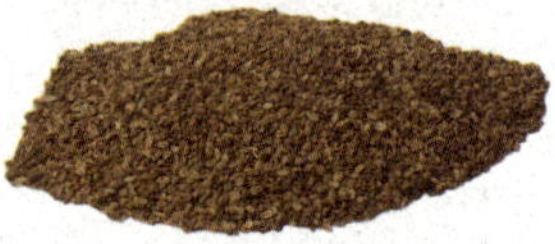

蛇床子

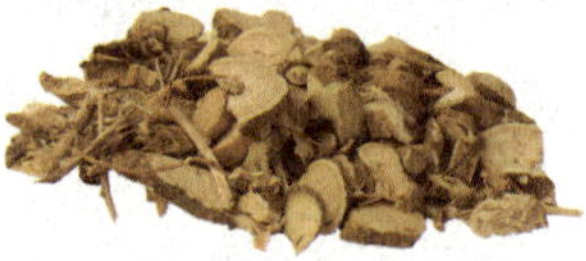

苦参

处方 2

组成 黄柏、苍术、青黛、滑石、龙骨各30克，冰片、轻粉各10克。

用法 将以上药物择净共研成细末，贮瓶备用。局部常规消毒，取适量药末，以凡士林调成糊状，涂敷在患处。每日1次，10天为1个疗程。

适应证 湿疹。

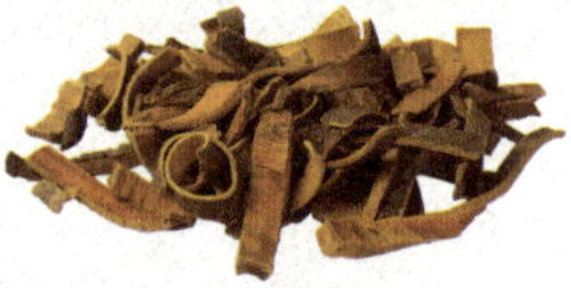

黄柏

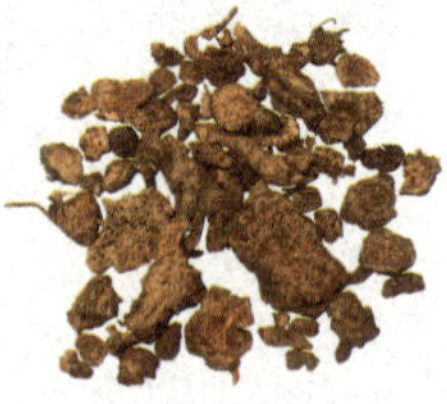

苍术

处方 3

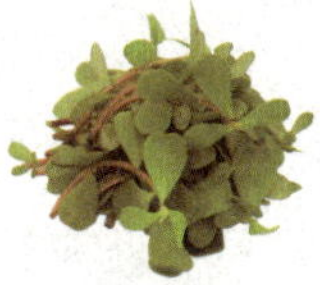
马齿苋

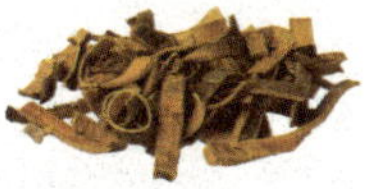
黄柏

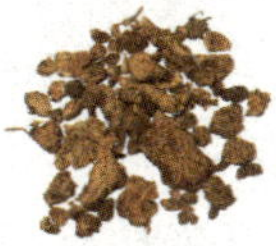
苍术

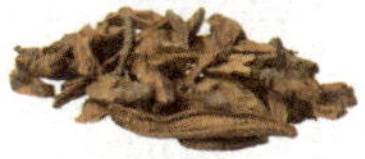
地榆

组成 马齿苋60克，黄柏20克，苍术、地榆各15克，苦参10克。

用法 将上述药物加水1200毫升，煎3遍混合备用，用4～8层的纱布或口罩垫在患处湿敷，每日2次，每次15分钟。

适应证 急性湿疹。

处方 4

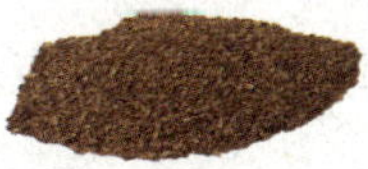
蛇床子

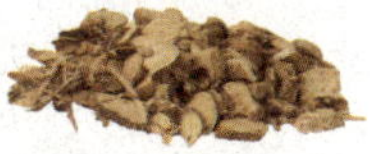
苦参

熟石膏

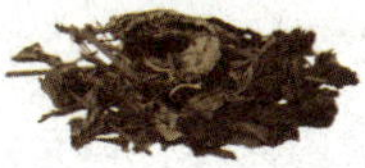
大青叶

组成 蛇床子、苦参、陈小粉、滑石粉、丝瓜叶、熟石膏、大青叶各两份。枯矾、硫黄各1份。

用法 将上述药物共研成细末。急性湿疹患者以干粉直接贴敷，慢性湿疹患者用凡士林或植物油调敷在患处，每日2次。

适应证 急性湿疹和慢性湿疹。

荨麻疹

概述

荨麻疹也称为风疹块，是指由于皮肤、黏膜小血管扩张和渗透性增加而出现的一种局限性水肿，通常在2～24小时内消退，会反复长出新的皮疹，儿童较为常见。

病因

荨麻疹的病因很多，通常可分为内因和外因两大类。内因是遗传因素或自身免疫系统异常，一些儿童会比同龄人更加容易出现过敏现象。婴儿的皮肤薄，血管密布在皮肤之下，一旦出现过敏现象就会从皮肤上表现出来。外因是胃肠道功能不健全，导致荨麻疹。中医认为，本病多由风邪外袭，营卫不和，或是脾胃湿热，郁于皮毛所致。

临床症状

风热外袭型荨麻疹 症状表现为皮肤风团色红，瘙痒剧烈，此起彼落，遇热或汗出易发，遇冷则减等。

脾胃湿热型荨麻疹 症状表现为皮肤风团鲜红，状如云片，瘙痒不已，伴有脘腹胀痛、身重纳呆、大便秘结或泄泻等。

贴敷处方

处方 1

组成 透骨草30克，艾叶25克，防风、荆芥各20克。

用法 将上述药物以水煎，趁热外洗患处。每剂药可用2天，每天洗2次。洗后注意避风寒。

适应证 荨麻疹。

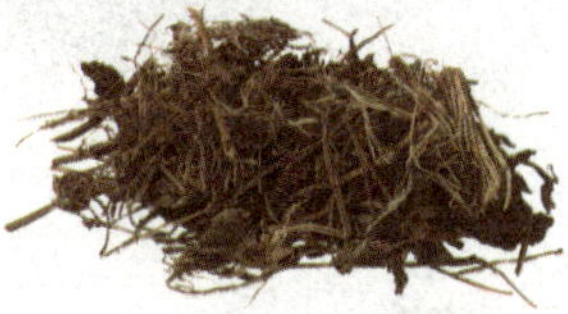
透骨草

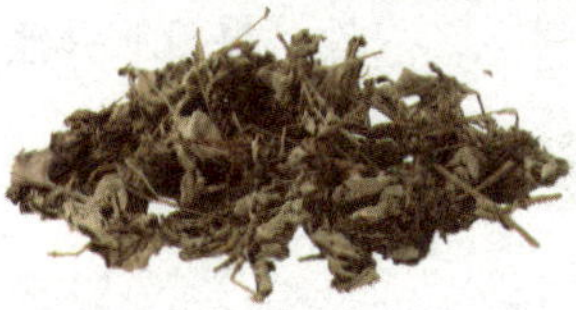
艾叶

处方 2

组成 益母草25克，蛇床子20克，麻黄15克，川椒10克。

用法 将上述药物以水煎，趁热外洗患处。每剂药可用2天，每日洗2次。洗后要避风寒。

适应证 荨麻疹。

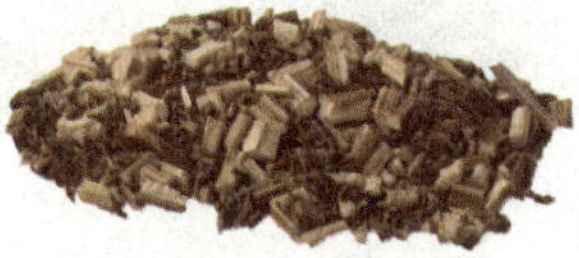
益母草

蛇床子

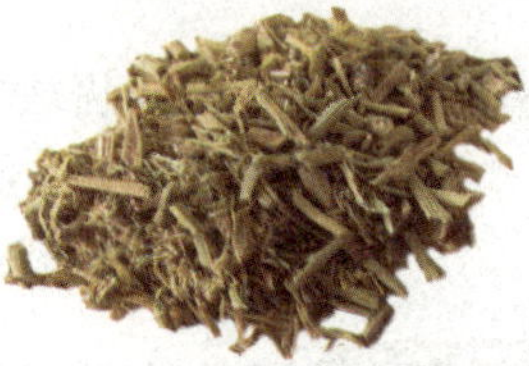
麻黄

处方 3

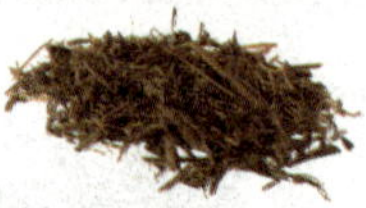
豨莶草

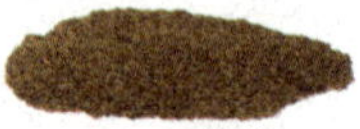
地肤子

白矾

组成 豨莶草60克，地肤子15克，白矾9克，清水适量。

用法 将以上3味药放入锅内，加适量水煎煮30分钟，去渣取汁，趁热熏洗患处，每日3~4次，3天为1个疗程。

适应证 风热外袭型荨麻疹。

处方 4

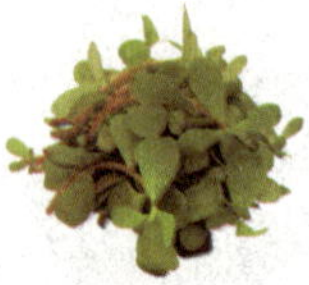
马齿苋

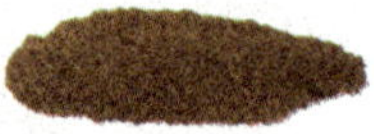
地肤子

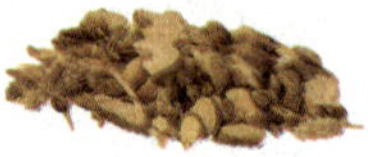
苦参

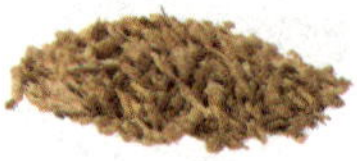
白鲜皮

组成 马齿苋、地肤子、苦参、白鲜皮各30克，明矾9克，清水适量。

用法 将上述药物放入锅内，加适量水煎煮30分钟，去渣取汁，趁热熏洗患处。每日3~4次，3天为1个疗程。如果风团遍布全身，可用上述药液沐浴全身，每日2次。

适应证 脾胃湿热型荨麻疹。

带状疱疹

概述

带状疱疹是指由水痘-带状疱疹病毒引起的急性感染性皮肤病，多发于成人，春秋季节较常见。

病因

水痘-带状疱疹病毒常由上呼吸道感染进入人体，病毒经过呼吸道黏膜进入血液形成病毒血症，发生水痘或者呈隐性感染，病毒可长期潜伏在脊髓后根神经节或颅内神经感觉神经节内。

当机体受到某种刺激使机体抵抗力下降时，潜伏的病毒被激活，沿感觉神经轴索下行到达该神经所支配区域的皮肤内复制产生水疱，同时使受到侵犯的神经发生炎症、坏死，产生神经痛。

临床症状

风热袭表型带状疱疹 症状多见于单纯疱疹，口鼻及生殖器周围出现皮疹，皮肤灼热刺痒，红疹，水疱，疱液透明或混浊，数日后干燥结痂。

肝胆湿热型带状疱疹 症状多见于带状疱疹。疱疹好发于颜面及胸胁，皮肤红斑，水疱累累如串珠，局部会灼热疼痛。

贴敷处方

处方 1

组成 生蒲黄6克，黄连3克，冰片0.5克，麻油适量。

用法 首先将黄连、冰片磨成细粉，再和入蒲黄，加入麻油调成糊状，涂敷在患处，每日2～3次，3天为1个疗程。

适应证 风热袭表型带状疱疹。

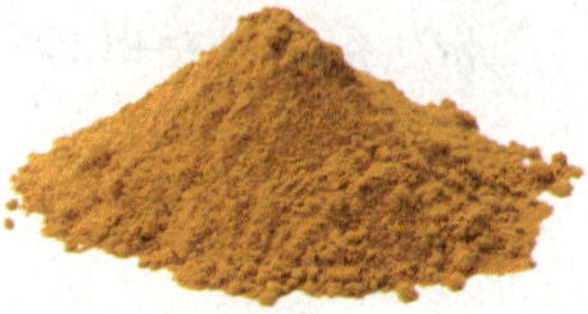
生蒲黄

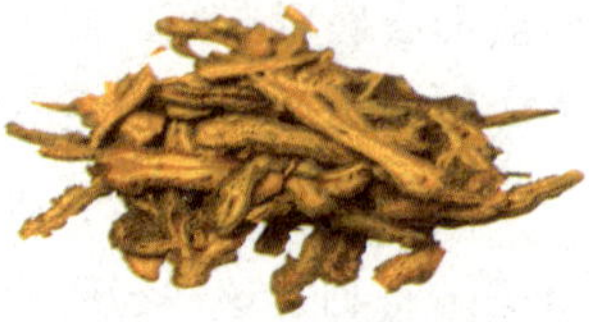
黄连

处方 2

组成 白矾、雄黄各100克，蜈蚣10条，香油适量。

用法 以上药物共研成细末，过6号筛，用香油调成糊状。取本品搽在患处，每日5～10次。如有发热、口苦咽干、溲赤便秘者可加服龙胆泻肝汤。

适应证 带状疱疹。

白矾

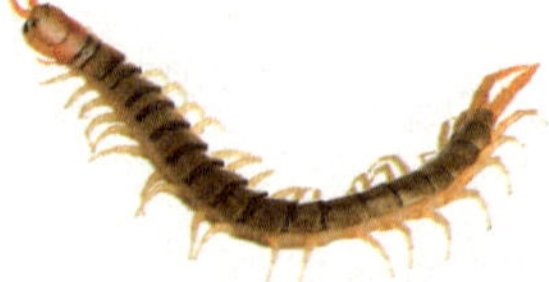
蜈蚣

处方 3

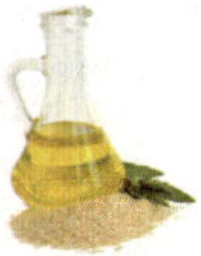
香油

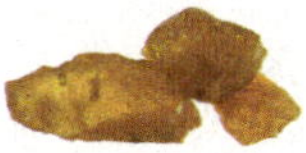
松香

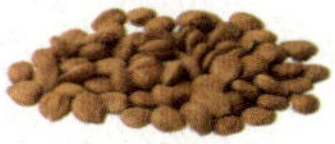
杏仁

组成 香油、松香各50克，杏仁7个。

用法 将松香、杏仁共捣成细末，以香油拌匀，加微火焙成糊状，贮瓶密封后置于冰箱冷藏冷却成膏备用。取3～6层消毒纱布块，将膏药均匀摊在纱布块上，敷在患处。

适应证 带状疱疹。

处方 4

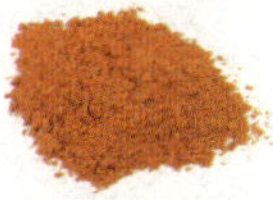
雄黄

白矾

冰片

组成 雄黄6克，白矾3克，冰片1克。

用法 将以上药物和匀，磨成细粉，加入适量凉开水调成糊状，涂敷在患处，每日2次，3天为1个疗程。

适应证 肝胆湿热型带状疱疹。

疥　疮

概述

疥疮指由疥螨引起的接触传染性皮肤病。

病因

疥疮主要是人体与疥螨密切接触，被传染所引起的。疥疮可通过衣服、内衣、毛巾传播，容易在家庭及集体中传播。

临床症状

初期疥疮 症状表现为患者常感皮肤剧烈瘙痒，夜间尤为明显，伴随微小、灰白色或红色的丘疹出现，这是疥螨在表皮挖掘隧道所致。

水疱期疥疮 症状表现为瘙痒加剧，丘疹演变成小水疱，易破溃并结痂，形成特征性的“疥疮隧道”。

结节期疥疮 症状表现为可见黄豆大小、质地坚硬的红褐色结节，常见于阴囊、臀部等皮肤较薄区域。

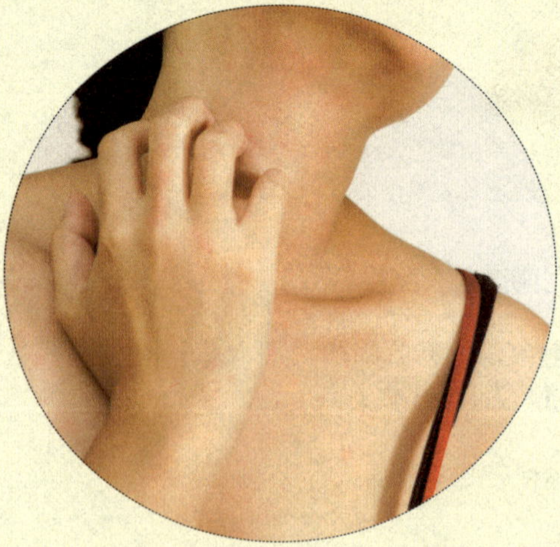

贴敷处方

处方 1

组成 硫黄、花椒、白胡椒、五倍子各30克，人工麝香、小珍珠各1.5克。

用法 将上述药物共研成细末，以适量麻油或者凡士林调成膏，涂擦患处，每日2次。

适应证 疥疮。

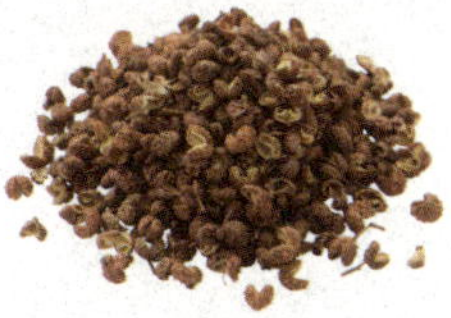

花椒

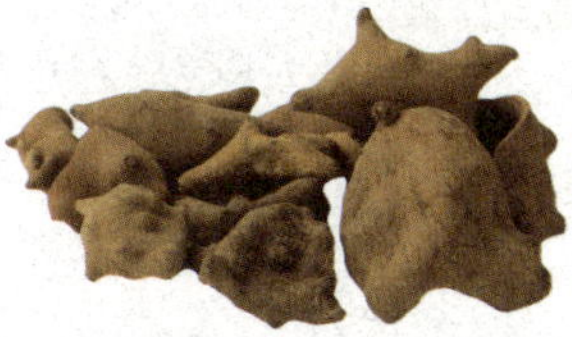

五倍子

处方 2

组成 雄黄、枯矾、川椒、轻粉、樟脑、水银各6克，乌桕油30毫升。

用法 以上药物共研成细末；另研100枚大枫子，与药末搅匀，加乌桕油化开和药，外敷在患处，数次即可痊愈。

适应证 疥疮。

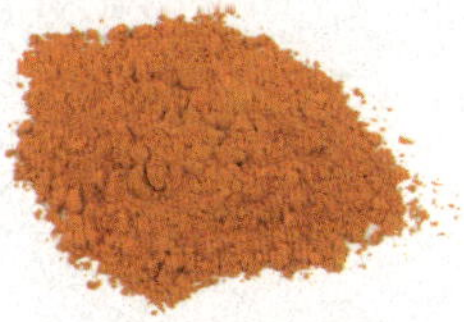

雄黄

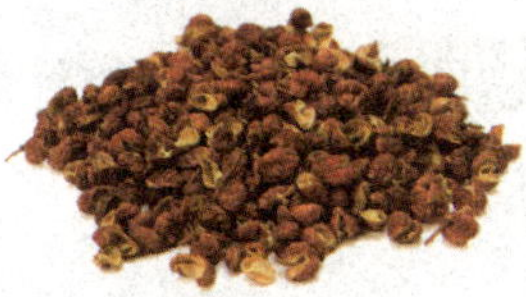

川椒

处方 3

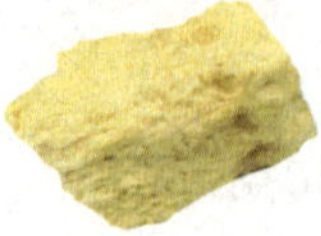

硫黄

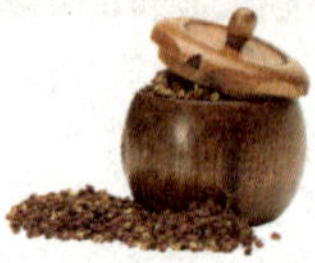

花椒

组成 桐油90毫升，硫黄50克，花椒20克。

用法 先将桐油煎沸，之后把硫黄、花椒研成末。入油内煎10分钟，装瓶备用，用时涂在患处。每日2～3次。

适应证 疥疮。

处方 4

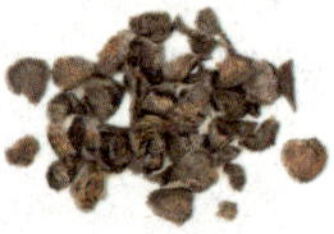

乌头

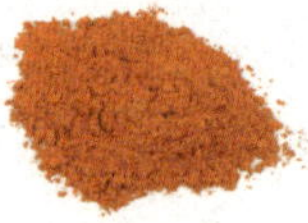

雄黄

组成 乌头1枚，松脂、猪脂各100克，雄黄、雌黄各30克（研末）。

用法 将上述药物共煎之，待乌头色呈黄黑色，去渣制成药膏。以敷之。

适应证 疥疮。

手足癣

概述

手足癣在南方较为常见，是手指（脚趾）之间及掌跖面的皮肤浅表真菌感染。根据发病部位不同，可分为足癣和手癣，其中足癣的患病率远高于手癣。

病因

手癣主要由红色毛癣菌、须癣毛癣菌、絮状表皮癣菌等感染引起，发病原因与双手长期浸水、摩擦受伤、接触洗涤剂和溶剂等有关。足癣是由真菌侵入足部表皮所致，发病原因为与密切接触患者的用品，如拖鞋、浴盆、搓脚石等有关。另一个重要因素是久居潮湿之地，适合真菌繁殖，当人体抵抗力下降，就会引发本病。此外，手足癣与遗传因素也有很大关系。

临床症状

手癣 手癣的症状表现为初起为小水疱，破溃或吸收后出现脱屑的现象，或伴有潮红，之后扩大融合成不规则或环形的病灶，边缘很清楚。夏重冬轻，不易痊愈；入冬之后可伴发皲裂，甚则疼痛，屈伸不利。

足癣 足癣的症状表现为足弓及足趾的两侧有成群或分散的小水疱，破溃或吸收后有少量鳞屑，随着水疱数量的增加，可互相融合成半环形或不规则的脱屑性斑片，反复发作可致皮肤粗厚。入冬后症状缓解，少数可发生皮肤皲裂。

贴敷处方

处方 1

组成 防风、金银花、荆芥、皂刺、白鲜皮、蛇床子、绵马贯众、芫花、鹤虱、苦参各1.5克，清水适量。

用法 将上述药物加水1000毫升，煎熬20分钟后，弃渣取汤。趁温热以小毛巾蘸取药液反复热敷，每次20分钟，每日早晚各1次。

适应证 手足癣。

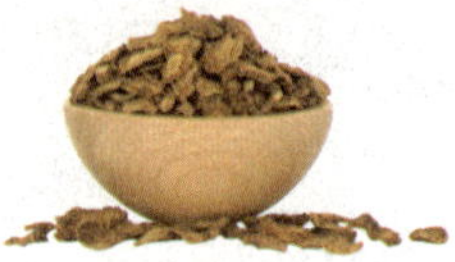
防风

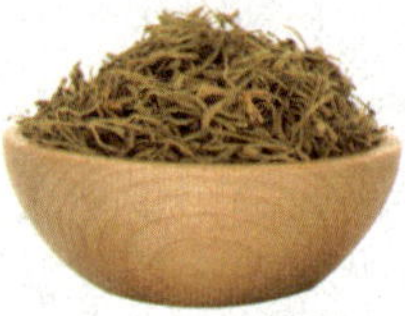
金银花

处方 2

组成 土大黄、蛇床子、黄精、苦参各500克，醋适量。

用法 将上述4味药加醋3000毫升，密闭浸泡7天。用时将患处浸入药液中泡30～60分钟，连续7天为1个疗程。

适应证 手癣。

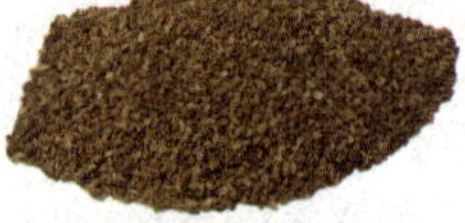
蛇床子

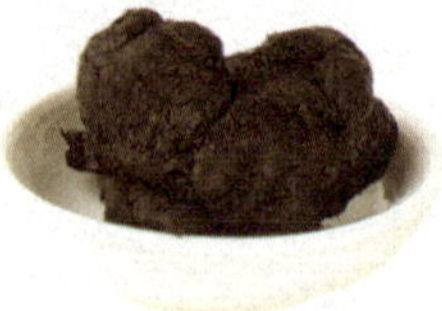
黄精

处方 3

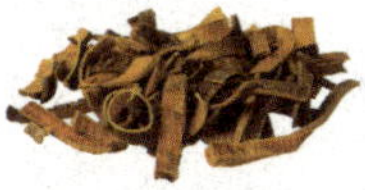
黄柏

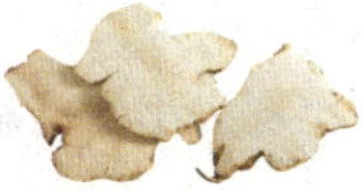
土茯苓

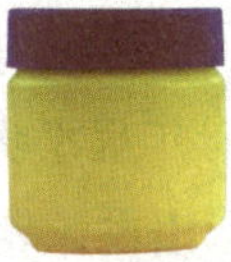
凡士林

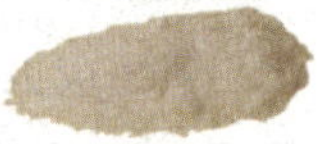
冰片

组成 黄柏、土茯苓各30克，凡士林、水杨酸各50克，苯甲酸15克，冰片5克。

用法 将上述药物共研成细末，加入凡士林混合调匀成药膏。以温水浸泡15分钟，去净皮屑涂药膏，用消毒纱布覆盖，并用绷带严密包扎，每隔3天用药1次。一般用药5～7次即可痊愈。

适应证 手癣。

处方 4

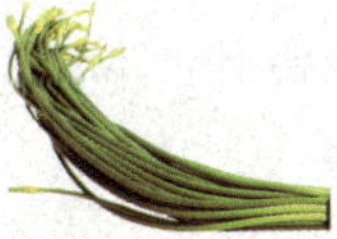
大蒜茎

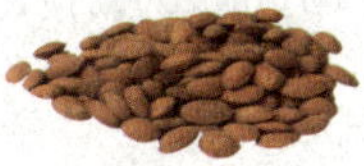
桃仁

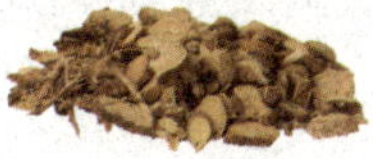
苦参

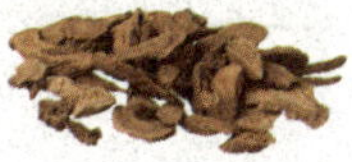
青木香

组成 大蒜茎200克，桃仁、枯矾各20克，川椒、苦参、青木香各30克。

用法 将上述药物煎汁取滤液2000毫升。用时取药液浸泡患足30分钟，每日1次，1周为1个疗程。

适应证 足癣。

扁平疣

概述

扁平疣也称扁瘊、青年扁平疣，是一种出现大小不一扁平丘疹的皮肤病，呈椭圆形、圆形等不规则形出血，表面光滑。

病因

扁平疣是大众易被感染到的一种疾病，发病的高峰通常在16～30岁。扁平疣是由人乳头瘤病毒导致的，人体在感冒、发热、皮肤创伤、精神创伤、过度劳累、月经期及内分泌失调等抵抗力降低的情况下容易发病。

临床症状

皮损型扁平疣 这是最常见的类型，表现为略微隆起的扁平丘疹，大小不一，颜色多样，表面光滑，通常无痛无痒。

丘疹型扁平疣 扁平疣可能出现帽针状至绿豆或稍大的扁平光滑丘疹，呈圆形、椭圆形或多角形，质硬，颜色可能为正常皮色或淡褐色。

瘙痒型扁平疣 尽管大多数扁平疣无痛无痒，但少数情况下可能会引起轻度瘙痒。患者应避免搔抓，以免加重症状。

贴敷处方

处方 1

组成 板蓝根30克，香附、桃仁、紫草各20克。

用法 将上述药物加水适量煎煮30分钟左右，过滤。本品温度40℃左右时，将棉球蘸药搽洗患处，搽至皮肤发红或者局部灼痛为宜。搽后皮肤呈现紫褐色，随后颜色逐渐变淡，等到停药1个月后完全恢复。

适应证 扁平疣。

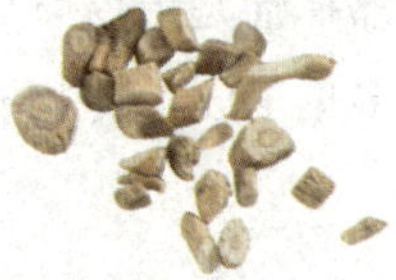

板蓝根

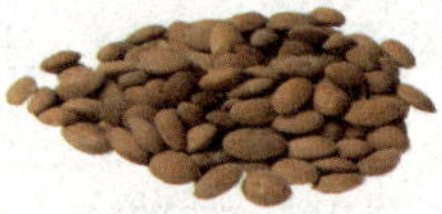

香附

处方 2

组成 金银花、板蓝根各30克，红花、赤芍各10克，香附、木贼草各20克。

用法 将上述药物用纱布包好，兑水500毫升，武火煎取400毫升，待温后洗搽面部，每日1～3次，1周为1个疗程。

适应证 面部扁平疣。

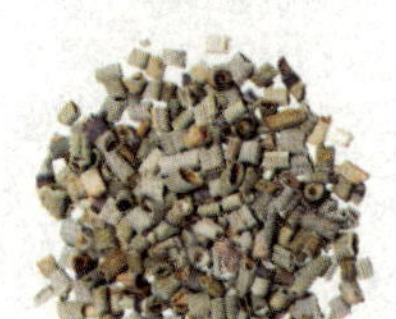

金银花

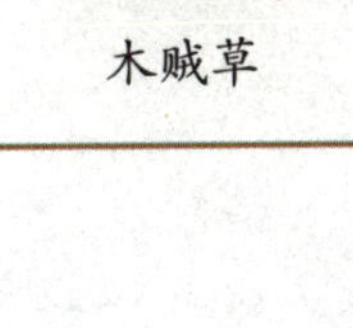

木贼草

皮肤瘙痒症

概述

瘙痒症是指仅有局部或全身的皮肤瘙痒症状却无任何原发皮疹的一种病症。一般多见于成人及老年人，冬季发病较多。

病因

引起瘙痒症的原因很多，常由冷热或者情绪激动、衣服摩擦、饮酒及辛辣食物所诱发。如果是由昆虫、气候、衣着、皮肤原因等引发的，则应首先排除诱因；如果是因为肝胆病、糖尿病等出现症状的继发者，则应当以治疗原发病为本。

临床症状

瘙痒症的临床症状主要表现为阵发性、游走性的瘙痒，如蚁行感、烧灼感等，以夜间及入睡前症状最为剧烈。

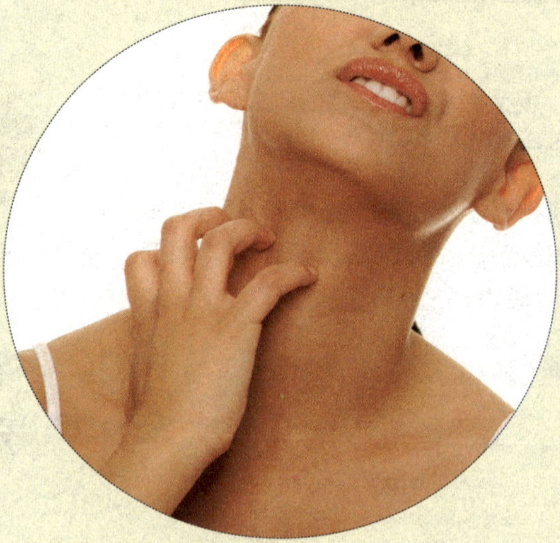

贴敷处方

处方 1

组成 艾叶90克，防风30克，雄黄、花椒各6克。

用法 将上述药物加水煎煮，滤汁，倒入盆中，先熏后洗，待冷却后涂擦在患处。每日2次，每日1剂，一般3剂即可痊愈。

适应证 瘙痒症。

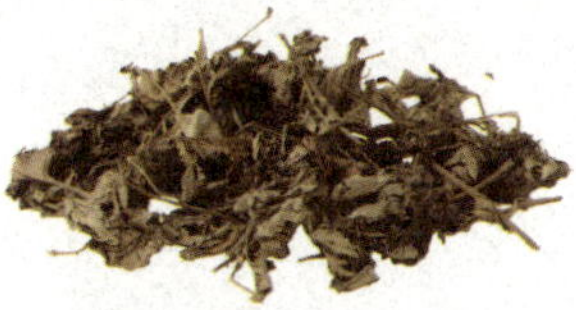
艾叶

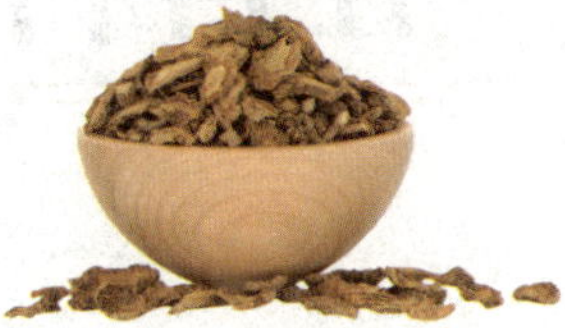
防风

处方 2

组成 积雪草、凤尾草、南天竹根、海金沙草各适量，雄黄少许，米泔水适量。

用法 将前4味药以米泔水浸2小时后，取出加入雄黄，捣烂外搽，每日2～3次。

适应证 瘙痒症。

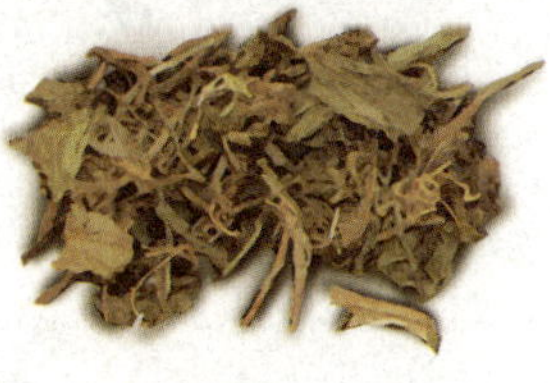
积雪草

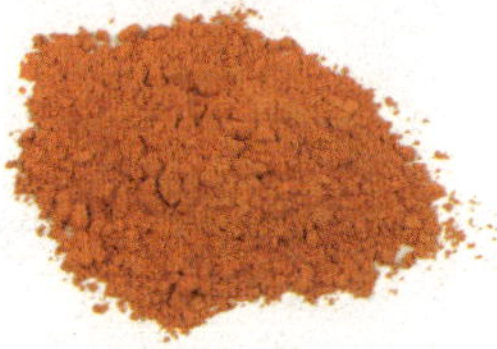
雄黄

第七章

五官科常见病的贴敷疗法

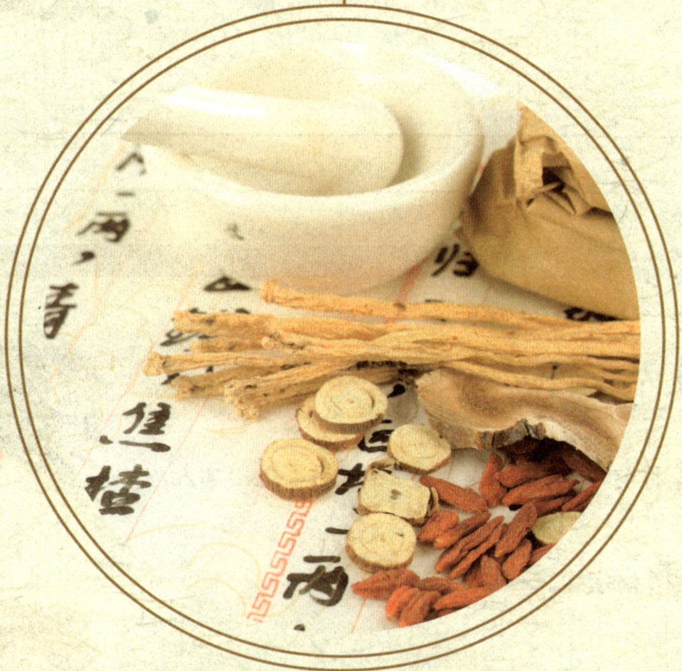

结膜炎

概述

结膜炎俗称红眼病，它是眼睑结膜组织在外界和机体自身因素的作用下发生的炎症反应的统称。

病因

结膜炎根据病因可分为感染性结膜炎和非感染性结膜炎。感染性结膜炎是由病原微生物感染导致的结膜炎症。非感染性结膜炎以局部或全身的变态反应引起的过敏性炎症最为常见，外界环境的光、各种化学物质等，都可能成为致病因素。中医上称之为天行赤眼，是感受风热毒邪和时行厉风所致。

临床症状

患者的眼睛最初有异物感，红赤水肿、怕热畏光、痛痒发作、眼睛流泪，随后症状迅速加重，眵多胶结，白睛红赤或呈点状、片状溢血。

肺阴不足 眼部隐涩微痛，眵泪不结，白睛颗粒不甚高起，眼部血丝呈酒红色，病久难愈或反复再发。患者可兼有干咳、五心烦热、便秘等症状，舌偏红，苔薄脉细。

肺经燥热 眼部沙涩不适，流泪，白睛上有小泡样隆起，其周赤脉红丝相绕。患者兼具口渴鼻干、便秘溲赤、舌红苔黄、脉数有力等症状。

贴敷处方

处方 1

组成 蒲公英、金银花、千里光各20克。

用法 将上述药物水煎，取汤过滤后置于瓶内，以高压蒸汽消毒，取汤洗眼，每日5次。

适应证 结膜炎。

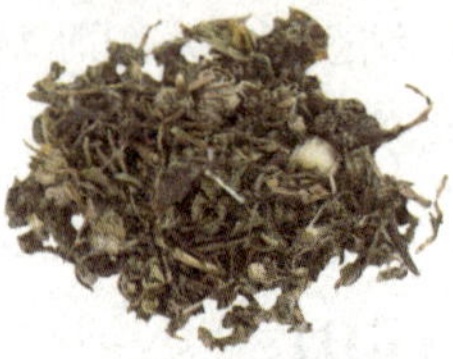

蒲公英

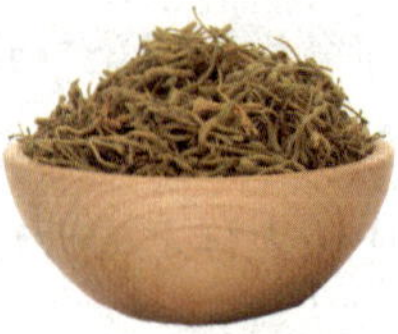

金银花

处方 2

组成 金银花、大青叶、野菊花、桑叶、薄荷各6克，生甘草5克，女贞子、木贼草各10克。

用法 将上述药物用纱布包裹，加水2000毫升，煮沸半小时，滤汁，倒进盆中，趁热熏洗双眼15分钟。每日2次，每日1剂，一般3～5天即可见效。

适应证 结膜炎等。

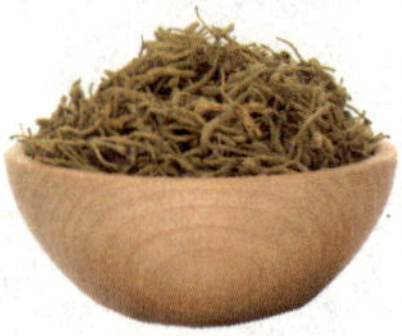

金银花

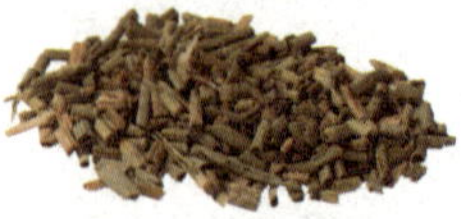

木贼草

处方 3

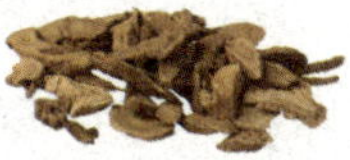

木香

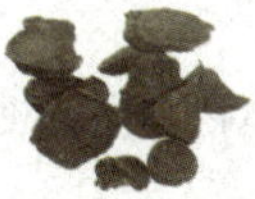

附子

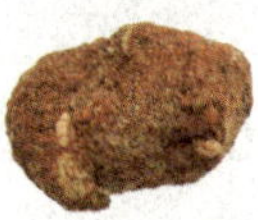

朱砂

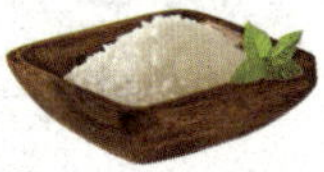

青盐

组成 木香、附子各30克（炮制，去皮脐），龙脑1.5克，朱砂0.3克，青盐15克，牛酥60克，鹅脂120克。

用法 除牛酥、鹅脂外，将以上药物共研成末，再将药末加牛酥、鹅脂以慢火熬成膏，每用少许。

适应证 结膜炎。

处方 4

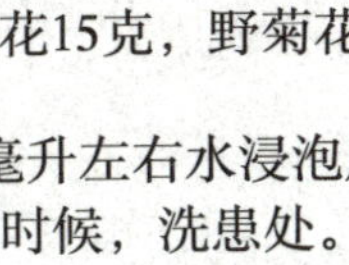

桑叶

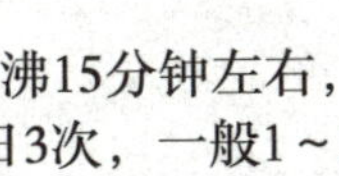

野菊花

组成 桑叶30克，金银花15克，野菊花10克。

用法 上述药物用500毫升左右水浸泡后煎沸15分钟左右，先用蒸气熏患处，待药液温度适宜的时候，洗患处。每日3次，一般1～3天即可治愈。

适应证 结膜炎。

沙 眼

概述

沙眼是一种流行比较广泛的具有传染性的慢性眼病，中医称之为“椒疮”“粟疮”。

病因

沙眼是由沙眼衣原体侵入睑膜引起的，它在睑结膜表面形成粗糙不平的外观，形似沙粒，伴随眼痒，眼易于疲劳等症状。中医认为沙眼是由脾胃积热、风邪外束以致气血瘀滞、壅积眼睑。

临床状状

急性沙眼 症状表现为沙眼的症状十分显著，包括眼部异物感、畏光、流泪，并伴有较多的黏液或黏液脓性分泌物。患者的眼睑会出现红肿，结膜高度充血，同时乳头增生，使睑结膜变得粗糙不平，上下穹隆部结膜布满滤泡。若合并弥漫性角膜上皮炎，还可能出现耳前淋巴结肿大。

慢性沙眼 症状表现为眼部轻微不适，如眼痒、干燥和烧灼感。结膜充血减轻，但结膜变得污秽肥厚，乳头及滤泡继续增生。随着病程的进展，结膜病变逐渐被结缔组织取代，形成瘢痕，可能影响视力。

贴敷处方

处方 1

组成 黄柏、黄连、黄芩、红花、当归各10克，蒲公英30克，冰片3克。

用法 将上述药物共研成细末，每日2～3次放入200毫升水中，煎3～5分钟热敷眼睛，每日2～3次。

适应证 沙眼。

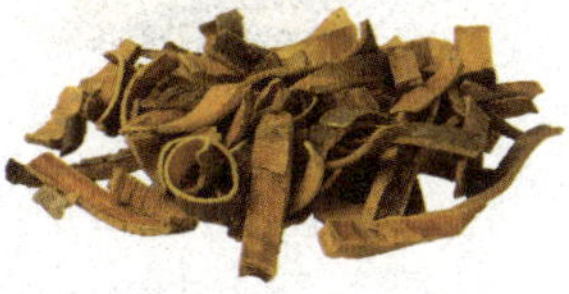

黄柏

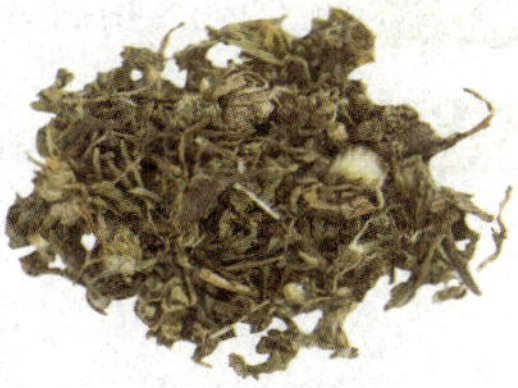

蒲公英

处方 2

组成 菊花100克，龙胆草15克，白矾10克，枯矾、杏仁、乌梅各5克。

用法 将上述药物水煎去渣，每日熏蒸洗眼6次以上，15天为一个疗程。

适应证 沙眼。

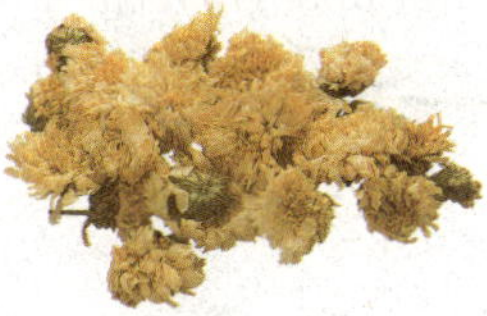

菊花

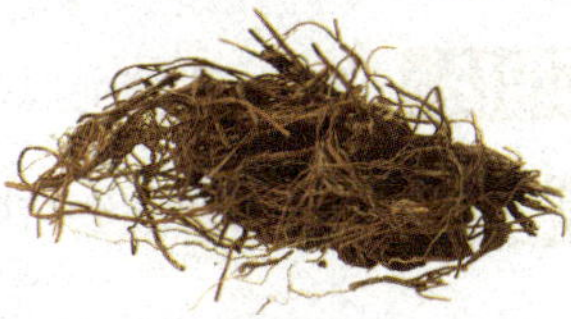

龙胆草

处方 3

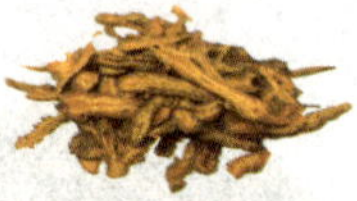
黄连

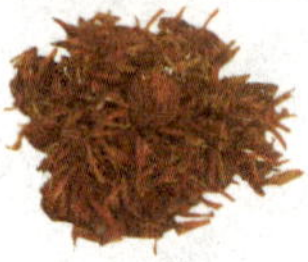
红花

冰片

组成 黄连5克，红花、冰片各1克，氯化钠溶液适量。

用法 将上述药物放入500毫升氯化钠中浸泡72小时，每日洗眼3～6次。

适应证 沙眼，急性结膜炎、慢性结膜炎等症。

处方 4

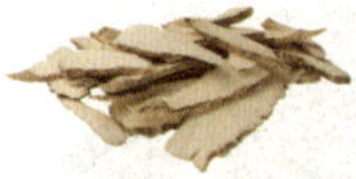
白芷

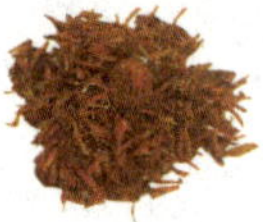
红花

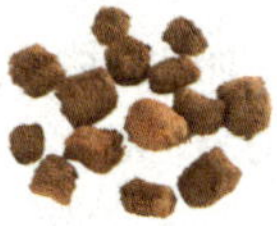
海螵蛸

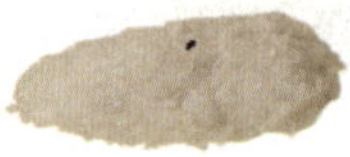
冰片

组成 白芷、苦矾、红花、海螵蛸、冰片各1克。

用法 将上述药物研成细末后，每日2～3次少量放入眼内。

适应证 沙眼、急性结膜炎、白内障等症。

耳鸣和耳聋

概述

耳鸣是听觉功能紊乱而产生的一种症状，患者自觉耳内出现鸣响，或如蝉声，或如潮声。耳聋是听觉功能不同程度减退，甚至消失。

病因

中医认为耳鸣和耳聋是由肾气虚弱、元精失固引起的。现代医学认为，耳鸣可能由内耳疾病、听神经瘤、药物中毒、职业病等原因引起，也可能由神经性疾病引起。耳聋是由外耳道和中耳疾病引起的，也有些是由年老、外伤、中毒、感染、全身性疾病等引起的。

临床症状

实证 暴聋，或是耳中觉胀，鸣声隆隆不断，按之不减。兼见头胀，烦躁易怒，面赤，咽干，脉弦者，为肝胆火旺；畏寒，发热、脉浮者，为外感风邪。

虚证 久病耳聋，耳鸣如蝉，时作时止，劳累则加剧，按之鸣声减弱。兼见头晕，乏力，遗精，带下，腰膝酸软，脉虚细者，为肾气不足；五心烦热，舌红少津，遗精盗汗，脉细数者，为肝肾亏虚。

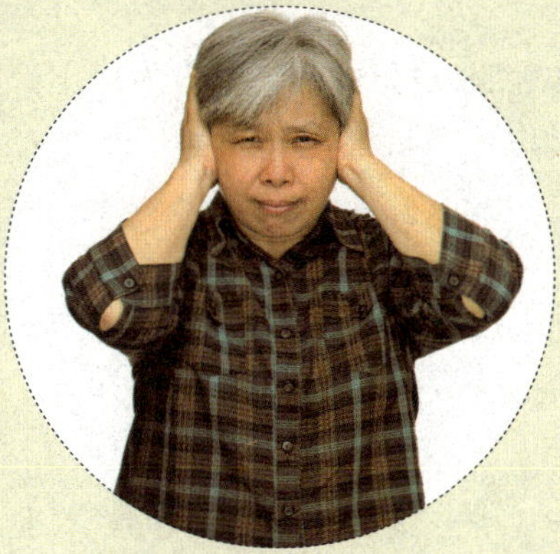

贴敷处方

处方 1

组成 雄黄、硫黄各等份。

用法 将上述药物共研成细末，将药放入耳中，再将棉球塞入耳中。

适应证 耳聋。

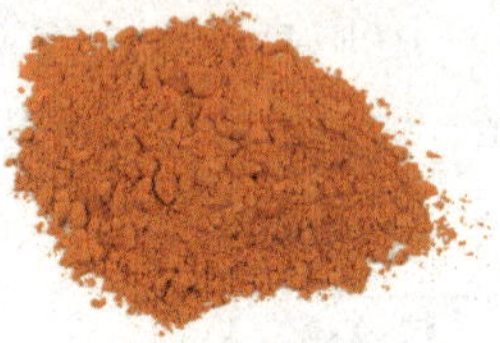
雄黄

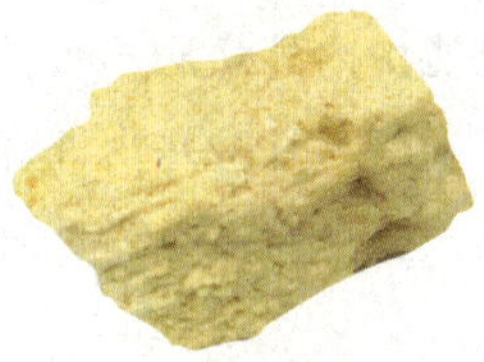
硫黄

处方 2

组成 葛根50克，沙参、柴胡各25克，石菖蒲、香附各12克，黄芩10克，甘草8克。

用法 将上述药物以水煎服，每日1剂，10天为1个疗程。药渣可用布包后蒸热捂患耳，每次半小时。

适应证 耳鸣。

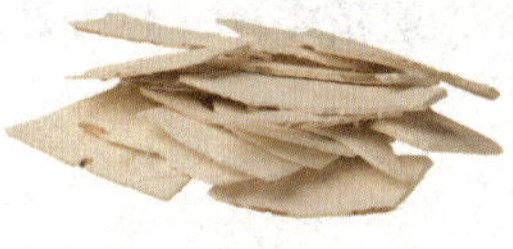
葛根

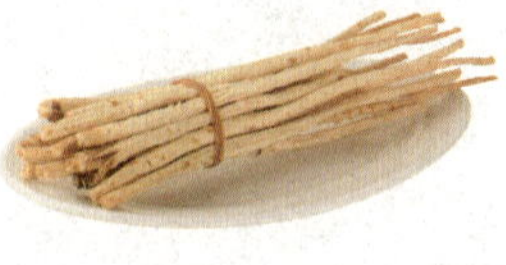
沙参

处方 3

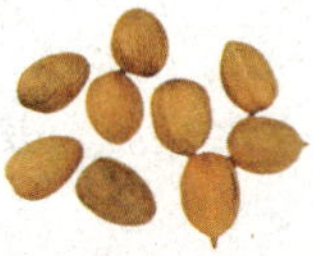
巴豆

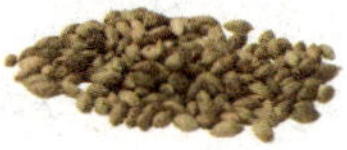
苍耳子

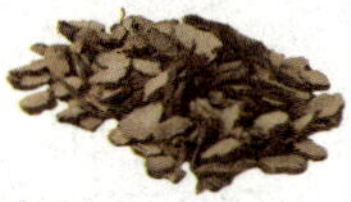
石菖蒲

冰片

组成 巴豆（去油）、苍耳子、石菖蒲、远志各等分，麝香、冰片各少许，葱适量。

用法 将以上药共研成细末，装杯备用，注意不要泄气。取少许药末，葱裹为丸，以棉包裹，塞进耳朵，至耳内觉响声立即取出。

适应证 耳聋。

处方 4

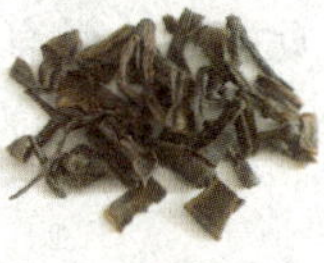
地龙

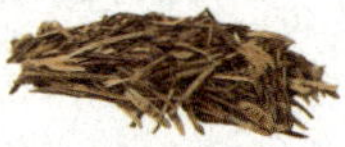
皂角

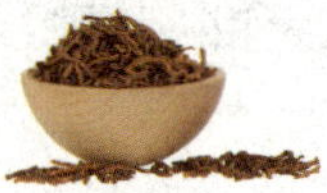
远志

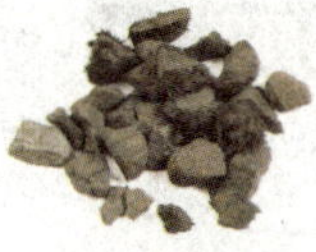
磁石

组成 大麻子21个，地龙1条，全蝎1只，皂角半个，远志10克，磁石10克，黄蜡适量。

用法 以上药物共研成细末，以黄蜡熔化后拌匀，待温时搓成条子，塞耳。每日1次，直至见效。

适应证 耳鸣。

咽喉肿痛

概述

咽喉肿痛在中医上称为“喉痹”，它是口咽部和咽喉部病变的主要症状，是一种以咽喉部红肿疼痛、吞咽不适为特征的病症。

病因

咽喉肿痛在临床上较为常见，多由急性扁桃体炎、急性咽炎、单纯性喉炎、扁桃体周围脓肿、流感等引起。中医认为，咽喉是脾胃所属，咽接食管，通于胃，喉接气管，通于肺。本症由外感风热、肺胃实热等产生的热证引起。

临床症状

外感风热 症状表现为咽喉赤肿疼痛、吞咽困难、咳嗽，伴随有寒热头痛，脉浮数。

肺胃实热 症状表现为咽喉肿痛、咽干、口渴、便秘、尿黄、舌红、苔黄、脉洪大。

肾阴不足 症状表现为咽喉稍肿、色暗红、疼痛较轻，或吞咽时觉痛楚，微有热象，入夜则症状较重。

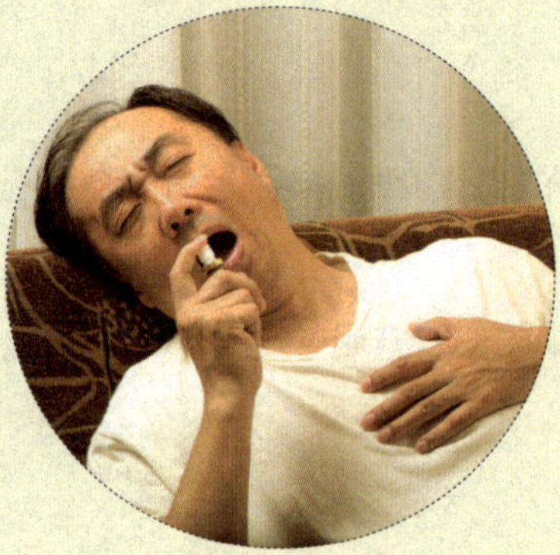

贴敷处方

处方 1

组成 甘草、半夏、桂枝、附片、姜汁各适量。

用法 将上述前3味药共碾成细末，加入姜汁调成膏状。用时将药膏分别敷在肚脐内及廉泉上，另外，将附片贴在足心涌泉上，外用纱布覆盖，并用胶布固定，每2天换药1次。

适应证 咽喉肿痛。

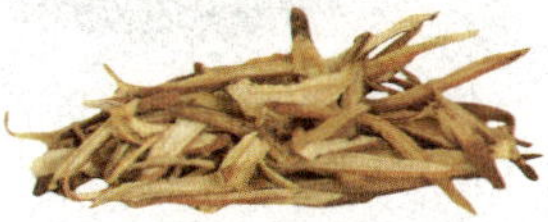

甘草

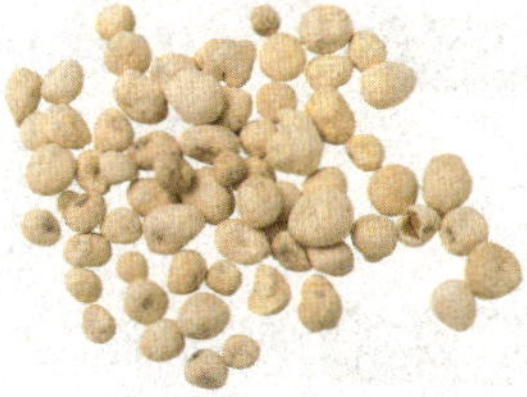

半夏

处方 2

组成 细辛、生附子、吴茱萸各15克，大黄6克，米醋适量。

用法 将以上药物共研成细末，用米醋调成药糊备用。取适量药糊，敷在双足心涌泉上，以纱布包扎固定，每日换药1次。

适应证 咽喉肿痛。

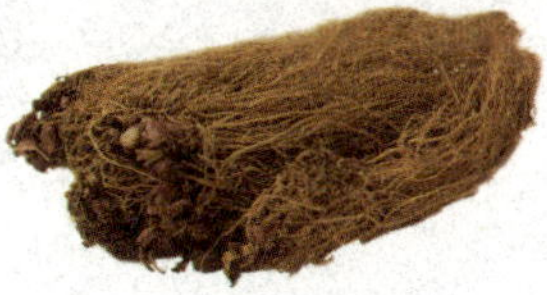

细辛

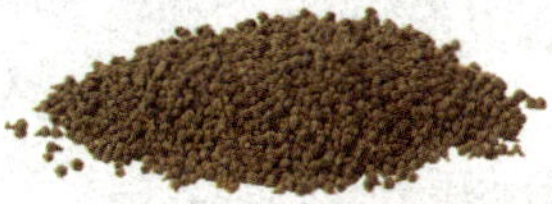

吴茱萸

处方 3

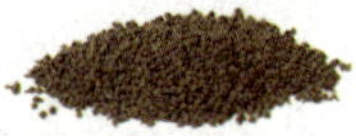
吴茱萸

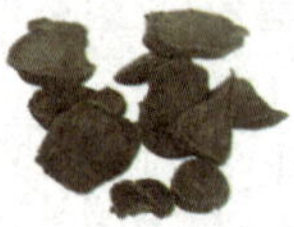
生附子

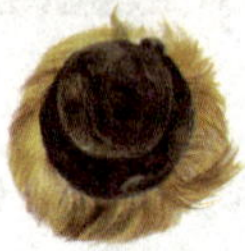
麝香

组成 吴茱萸30克，生附子6克，麝香0.3克，面粉、米醋各适量。

用法 将上述药物共研成细末，以面粉少量混匀，用米醋调成糊状，做成2个药饼，另加麝香0.3克备用。用时取药饼，微蒸热，贴在双足涌泉上，用纱布包扎固定。每日换药1次，直至痊愈。

适应证 咽喉肿痛。

处方 4

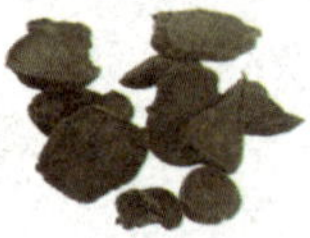
生附子

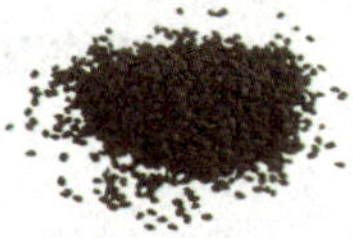
补骨脂

组成 生附子1个，补骨脂15克，清水适量。

用法 将以上药物共研成细末，用清水调成糊状备用。取适量药膏，外敷在双足心涌泉上，以纱布包扎固定。每日换药1次。

适应证 咽喉肿痛。

过敏性鼻炎

概述

过敏性鼻炎又称为变应性鼻炎，它是一种发生在鼻黏膜的变态反应，是呼吸道变态反应常见的表现形式，有时伴随支气管哮喘。

病因

过敏性鼻炎与接触变应原有关，遗传和环境也是过敏性鼻炎的重要因素。变应原主要分为以下3种：①吸入变应原，主要有尘螨、动物皮毛、花粉、真菌等；②食入变应原，包括牛奶、鸡蛋、肉类、鱼虾及其他海味、某些药物等；③直接接触变应原，包括化妆品、肥皂、油漆等。过敏性鼻炎患者常伴随明显的家族史（遗传因素）。环境因素主要是指机动车和大气污染成分，如臭氧、氮氧化物、甲醛、甲苯等。

临床症状

气虚寒型过敏性鼻炎　症状表现为阵发性鼻痒、喷嚏、流清涕、早晚易发、遇风（寒）即作、怕冷、易感冒、咳嗽痰稀、鼻黏膜苍白水肿、面色淡白、气短、舌质淡、苔白、脉细。

气虚弱型过敏性鼻炎　症状表现为阵发性鼻痒、喷嚏、流清涕、鼻塞、四肢乏力、头昏头重、饮食不香、大便偏稀、鼻黏膜肿胀明显、苍白或灰暗、舌质淡、苔白或腻、脉细或弱。

肾阳亏虚型过敏性鼻炎　症状表现为阵发性鼻痒、喷嚏频作、连连不已、鼻流清涕、量多如注、形寒怕冷、腰酸腿软、舌淡胖、苔白、脉沉细。

气虚血瘀型过敏性鼻炎　症状表现为阵发性鼻痒、喷嚏、流清涕、鼻塞明显、鼻甲紫暗、舌暗红有瘀点、苔白脉涩。

外寒内热型过敏性鼻炎　症状表现为阵发性鼻痒、喷嚏、流清涕、鼻塞、怕冷、遇风易作、口干喜冷饮、大便干结、舌红苔黄。

贴敷处方

处方 1

组成 白芷、辛夷、苍耳子、丝瓜藤各100克，薄荷60克，绿矾50克。

用法 将以上药物研成细粉，过120目筛，把细粉装进胶囊内备用。用时将药末吸入鼻腔，每日3次，每次0.1克，10天为1个疗程，每隔3～5天再行第2个疗程治疗。

适应证 过敏性鼻炎。

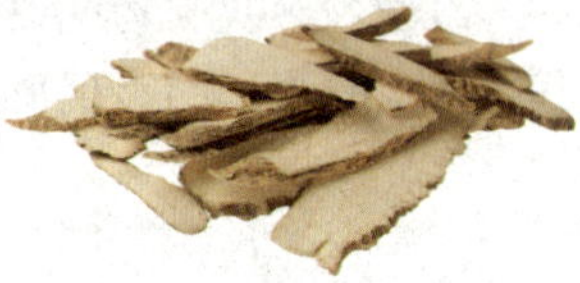

白芷

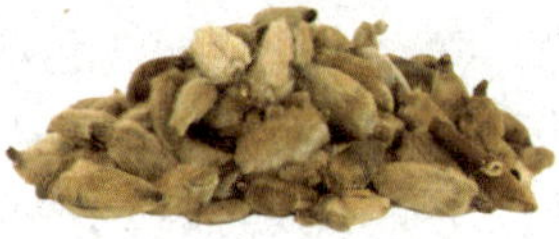

辛夷

处方 2

组成 半夏100克，花椒50克。

用法 将以上药物加适量水煎成浓汁30毫升，贮瓶备用。每日早中晚以消毒棉签蘸取药汁适量，均匀涂抹在鼻腔，20天为1个疗程。

适应证 过敏性鼻炎。

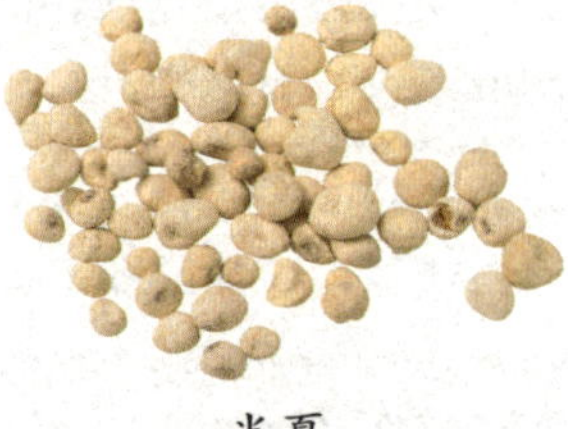

半夏

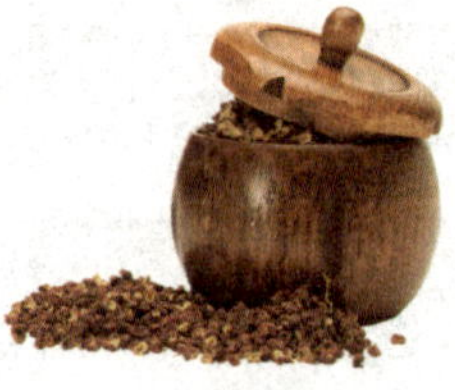

花椒

处方 3

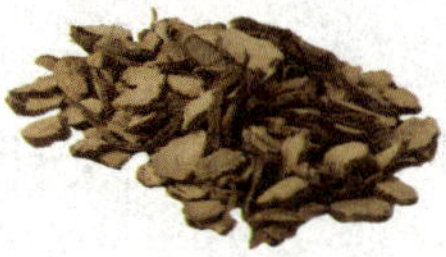
石菖蒲

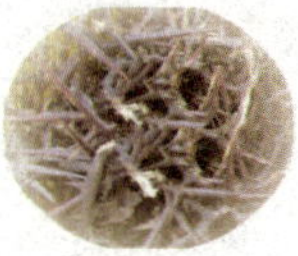
皂角刺

组成 石菖蒲、皂角刺各等分。

用法 将上述药物共研成细末，装瓶备用。每用药少许，以药棉包裹成球状，贴敷在患侧鼻孔中。每日3次。

适应证 过敏性鼻炎。

处方 4

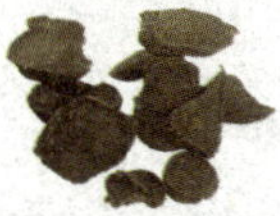
生附子

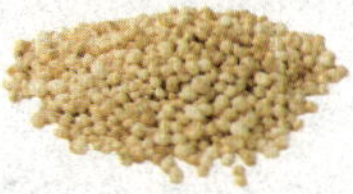
川贝母

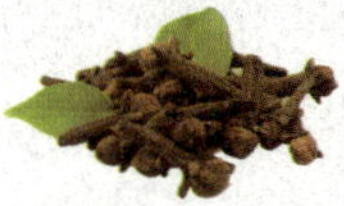
丁香

冰片

组成 生附子20克，川贝母15克，丁香10克，冰片4克，蓖麻油适量。

用法 除蓖麻油外，将上述药物研成末，装瓶备用。用时取药粉5克，加蓖麻油调成糊状，贴敷手心，用胶布固定，每天换药1次。

适应证 过敏性鼻炎。

口腔溃疡

概述

口腔溃疡又称为口疮，是一种发生在口腔黏膜上的浅表性溃疡，也是口腔黏膜疾病中发病率最高的一种疾病。

病因

口腔溃疡可能是局部创伤、精神紧张、食物、药物、激素水平改变及维生素或微量元素缺乏导致。遗传、免疫、系统性疾病及微生物在口腔溃疡的发生、发展中可能起重要作用。

临床症状

心肾阴虚型口腔溃疡 溃疡颜色鲜红，数量多，形状不一，大小不等，疼痛昼轻夜重。患者伴心悸心烦、失眠多梦、健忘、咽干口燥、眩晕耳鸣、腰膝酸痛、小便短黄、舌红苔薄、脉细数。

脾胃积热型口腔溃疡 口舌多处糜烂生疮，疮面红肿，灼热疼痛，甚则口臭牙龈肿痛。口渴多饮，舌红苔黄，尿黄便秘，脉滑数。

外感时毒型口腔溃疡 多发于外感后1～2天，伴有外感症状。初起口腔黏膜局部充血、红肿，微痛，舌尖或唇内出现小疱疹或粟粒样小红点；12小时内疱疹溃破，呈表浅溃疡，边界清楚。

脾肾阳虚型口腔溃疡 口舌生疮，溃疡面色白，周围不红，数量少，久治不愈。患者伴四肢不温，腰背酸痛，口干喜热饮，尿频清长，大便溏，舌淡苔白腻，脉沉弱。

贴敷处方

处方 1

组成 红枣10枚，乳香、黄连、青黛、黄柏、白矾各10克，冰片5克。

用法 红枣去壳，将白矾、乳香填入红枣内，把红枣置于小火内烤焦后加入黄连、黄柏、青黛、冰片，共研成极细末混匀，用棉签蘸药面均匀地涂在溃疡面，每日3～5次。

适应证 口腔溃疡。

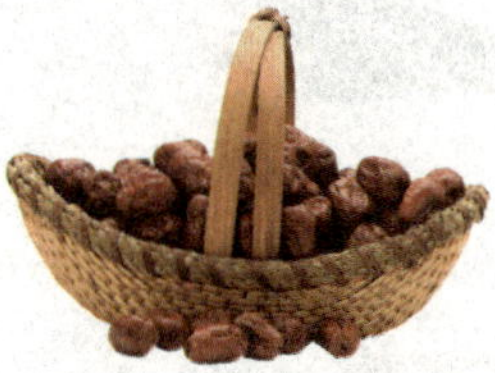

红枣

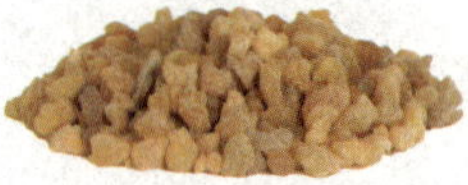

乳香

处方 2

组成 吴茱萸18克，肉桂12克，醋适量。

用法 将以上药物共研成细末，以醋调和，捏成小饼状，敷在双侧涌泉上，每日1次。

适应证 口腔溃疡。

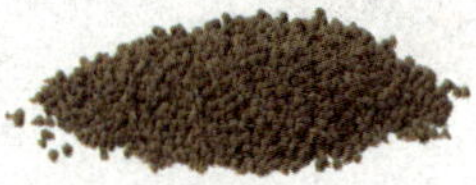

吴茱萸

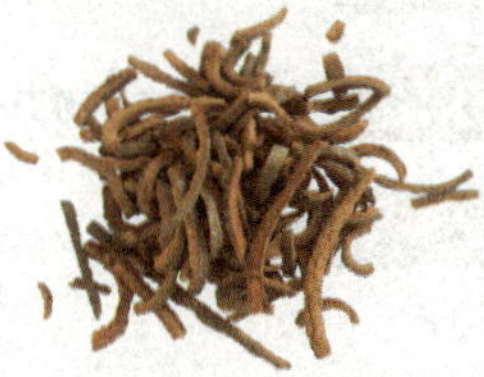

肉桂

处方 3

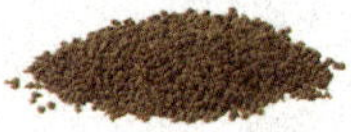

吴茱萸

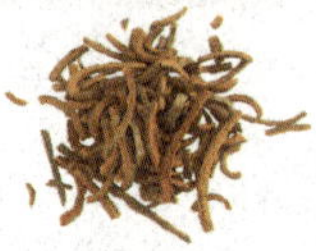

肉桂

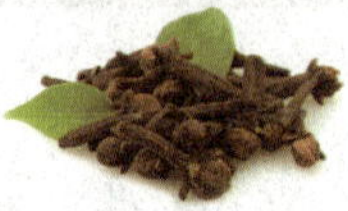

公丁香

冰片

组成 吴茱萸30克，肉桂、公丁香各15克，冰片3克。

用法 将上药物研成细末，以凡士林调成软膏。用时取黄豆大小涂抹，对准涌泉，脐中贴6～8小时，一般贴敷2～3天。

适应证 口腔溃疡。

处方 4

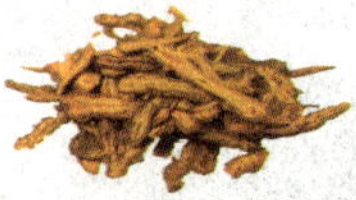

黄连

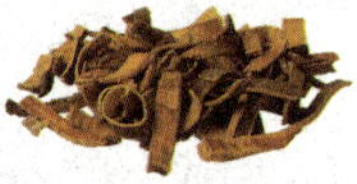

黄柏

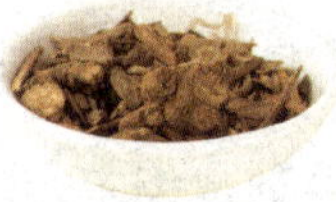

黄芩

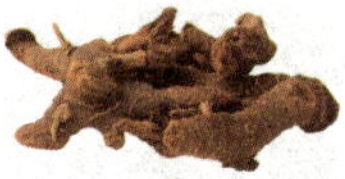

干姜

组成 黄连、黄柏、黄芩、栀子、细辛、干姜各3克，清水适量。

用法 将上述药物共研成细末，水调糊状敷在肚脐上，外用纱布包之。

适应证 口腔溃疡。

牙　痛

概述

牙痛是口腔疾患中较为常见的症状之一，是指牙齿因为各种原因所引发的疼痛。

病因

牙痛大多由牙龈炎、牙周炎、龋齿、折裂牙导致牙髓感染而引起的。常见的病因有急性牙髓炎、急性根尖周围炎、急性牙周炎、牙周脓肿、牙体过敏症等，平时不注意口腔卫生、不正确的刷牙习惯、维生素缺乏等原因也可造成牙痛。

临床症状

寒热错杂型牙痛　症状表现为齿龈疼痛，得寒得热而牙痛程度无增减。

胃火型牙痛　症状表现为牙龈红肿而痛、口唇红、喜冷食、舌质红紫、苔黄或白厚、脉数。

风邪型牙痛　症状表现为不畏冷热、齿龈痒痛，舌红苔白或微黄，脉浮或数。

肾虚型牙痛　症状表现为患者自觉牙齿松动、疼痛渐增，或麻木不仁，小便清长或微黄，脉细或细数。

龋齿型牙痛　症状表现为初期无症状，仅表现为牙齿组织变白，继而逐渐变成黄褐色。

贴敷处方

处方 1

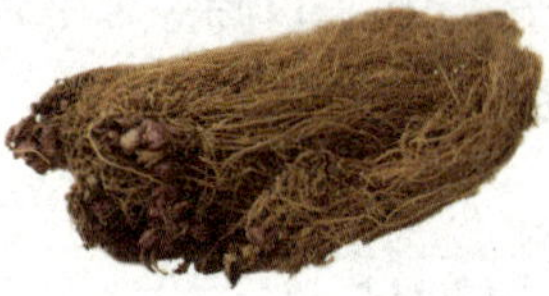
细辛

组成 细辛、延胡索各等量，醋适量。

用法 将以上药物共研成细末，以醋调成糊，敷在牙痛处。

适应证 风邪型牙痛风寒证。

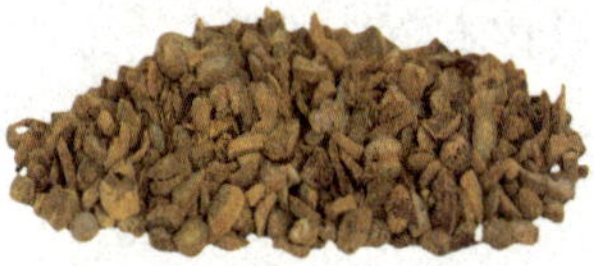
延胡索

处方 2

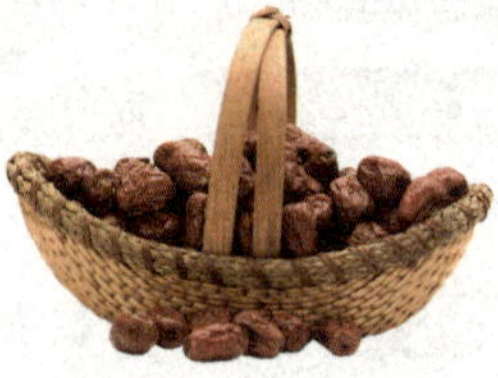
红枣

组成 红枣30克，青黛6克，黄柏、黄连、甘草、白矾各3克，硼砂12克，冰片5克，乳香、没药各0.5克。

用法 将上述药物共研成细末，混匀，取少量敷于患处，每日2次。

适应证 牙周炎、牙龈红肿、牙齿松动。

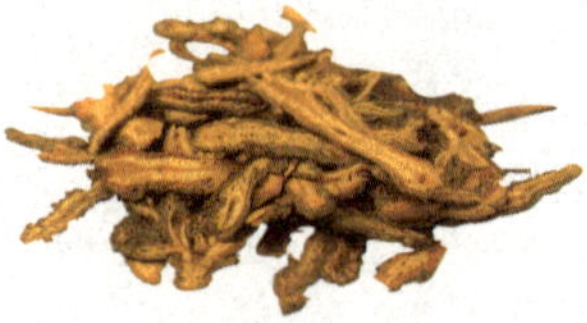
黄连

第八章

肿瘤相关并发症的贴敷疗法

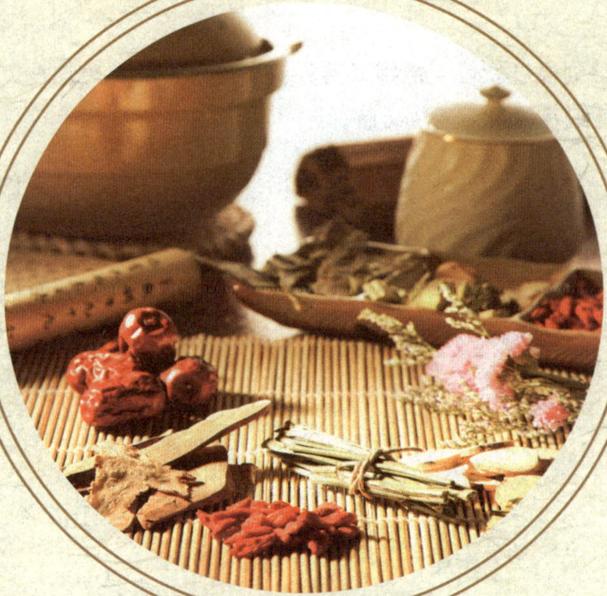

癌因性疲乏

概述

癌因性疲乏是一种由癌症或癌症治疗引起的、持续的、主观的乏力感，贯穿肿瘤发生、发展、治疗等过程。

病因

癌因性疲乏归属于中医学“虚劳”范畴，基本病机为“脏腑虚衰，气血阴阳亏虚”，出现神疲乏力、少气懒言等症状。病性以虚为主，病位在脾肾，与肝肺心关系密切。

临床症状

患者身体感到极度疲倦、情绪低落，认知能力下降，兴趣丧失，无法从事工作等，经充足睡眠及休息后无法缓解。

脾气亏虚证 神疲乏力，少气懒言，言语低微，食少便溏，面色㿠白，舌淡苔白，脉虚弱。

气血两虚证 四肢倦怠，头晕目眩，心悸怔忡，纳呆食少，面色苍白，舌淡薄白，脉细弱或虚大无力。

贴敷处方

处方 1

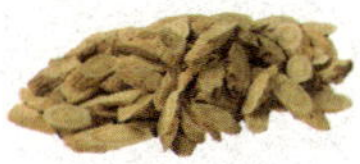
黄芪

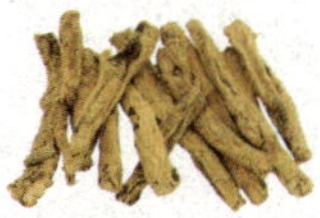
党参

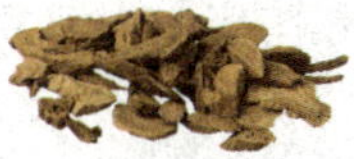
木香

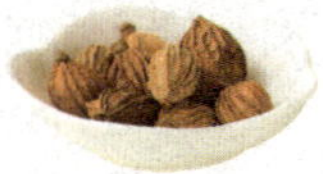
砂仁

组成 黄芪、党参、佛手、木香、陈皮、砂仁、佩兰各等分。

用法 将上述药物研成末，粉碎过筛的药末用凡士林调成膏状，贴于涌泉（两侧）、神阙，夜敷晨取，每日1次，连用10天。

适应证 脾气亏虚证癌因性疲乏。

处方 2

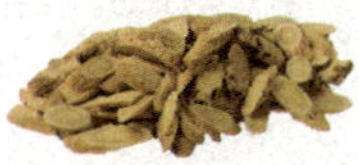
黄芪

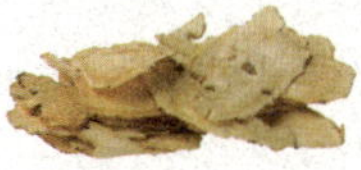
当归

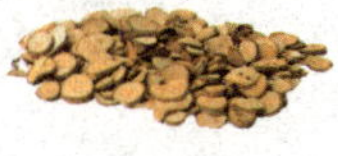
桂枝

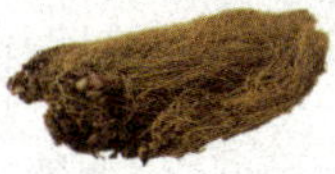
细辛

组成 黄芪60克，当归20克、桂枝、白芍各10克，细辛3克，姜汁适量。

用法 将上述药物研成末，粉碎过筛的药末用姜汁调成糊状，贴于涌泉（两侧）、神阙，夜敷晨取，每日1次，连用10天。

适应证 气血两虚证癌因性疲乏。

胃瘫综合征

概述

胃瘫是一种以胃排空延迟为主要特征的临床综合征，通常不是由机械性梗阻因素引起的，而是由胃动力障碍导致的。

病因

药物因素：某些药物如抗胆碱能药物、阿片类药物等，可能会抑制胃的蠕动，导致胃瘫。

代谢因素：严重的电解质紊乱，如低钾血症、低钠血症等，可影响胃肠道平滑肌的收缩功能，引发胃瘫。

神经系统疾病：如帕金森病、糖尿病性周围神经病变等，会影响胃的神经调节，导致胃动力障碍。

临床症状

腹胀 患者常感到上腹部胀满不适，进食后症状加重。

恶心、呕吐 呕吐物多为宿食，不含胆汁。

胃潴留 通过胃镜或上消化道造影检查提示，胃蠕动减弱或消失。

贴敷处方

处方 1

组成 黑顺片、干姜、丁香、柿蒂各10克，醋延胡索、威灵仙、桂枝各15克，黄芪30克。

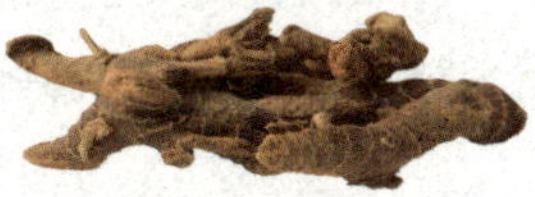

干姜

用法 将上述药物共研成细末，以凡士林调成软膏。贴于中脘穴、神阙空6～8小时。

适应证 胃癖综合征。

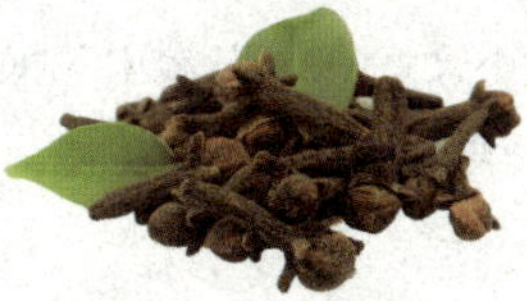

丁香

肿瘤相关性失眠

概述

肿瘤相关性失眠是指由肿瘤本身及其治疗相关因素引起的失眠，是指肿瘤患者因睡眠时间缩短、睡眠质量缺乏，从而影响正常生活的一种主观体验。

病因

中医认为肿瘤相关性失眠归属于中医学的“不寐”，是由脏腑功能失调、心肾不交、脾运失常引起的。现代医学认为，肿瘤相关性失眠主要发病机制为下丘脑-垂体-肾上腺轴失衡。

临床症状

实证 心烦不能入睡，烦躁易怒，胸闷胁痛，头痛面红，目赤，口苦，便秘尿黄。舌红，苔黄，脉弦数。

虚证 多梦易醒或朦胧不实，心悸，健忘，头晕目眩，神疲乏力，面色不华。舌淡，苔薄，脉细弱。

贴敷处方

处方 1

组成 龙胆草、栀子、黄芩、黄连、小通草、菊花、当归、生地黄各等分。

用法 将上述药物共研成细末，凡士林调成软膏，取穴涌泉、神阙、安眠、大椎，连用10天。

适应证 肿瘤相关性失眠（实证）。

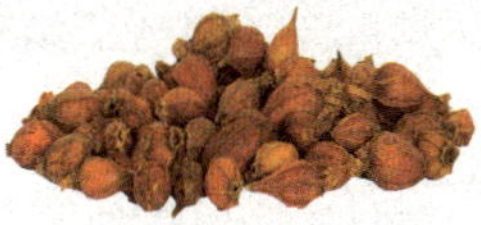

栀子

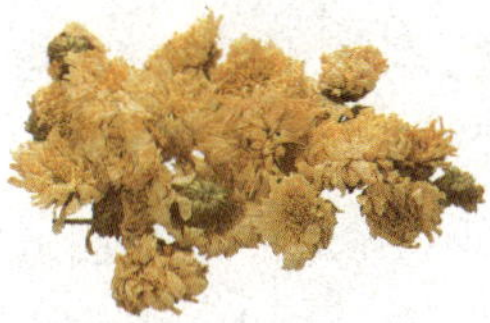

菊花

处方 2

组成 当归、炒酸枣仁、白芍、山萸肉、煅牡蛎各等分，白醋。

用法 将上述药物研磨成细粉，加适量白醋调制成糊状，做成药饼。每晚8点至次日8点贴敷于双侧涌泉。

适应证 肿瘤相关性失眠（虚证）。

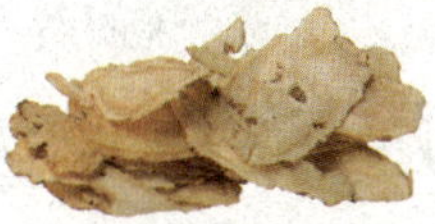

当归

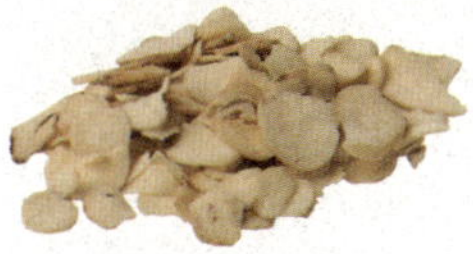

白芍

肿瘤相关性便秘

概述

肿瘤相关性便秘指由于肿瘤本身、肿瘤治疗及相关因素引起的排便困难、排便次数减少、粪便干结等症状。

病因

肿瘤因素：肿瘤压迫肠道，使肠腔狭窄，粪便通过受阻。或肿瘤转移至肠道，影响肠道正常功能，均可导致便秘。

治疗因素：手术损伤肠道神经或导致肠道粘连，影响肠道蠕动。化疗药物会损伤肠道黏膜，抑制肠道蠕动。阿片类镇痛药用于缓解肿瘤疼痛时，常引起便秘。

饮食因素：肿瘤患者常因食欲减退、摄入不足，食物中膳食纤维和水分缺乏导致粪便干结，难以排出。

心理因素：患者因患肿瘤产生焦虑、抑郁等情绪，会影响自主神经系统功能，抑制肠道蠕动，引发便秘。

临床症状

排便困难 排便费力，排便时间延长，甚至需要用手辅助排便。

排便次数减少 每周排便次数少于3次，严重者可10余天排便1次。

粪便性状改变 粪便干结如羊粪状或呈颗粒状。部分患者还伴有腹胀、腹痛、恶心、呕吐等不适症状。

贴敷处方

处方 1

组成 大黄5~10克，蜂蜜、蛋清、食醋各适量。

用法 将大黄碾成细末，加入蜂蜜、蛋清，用食醋调成膏状。用时将药膏敷在涌泉4~6小时，24小时更换1次。

适应证 肿瘤相关性便秘。

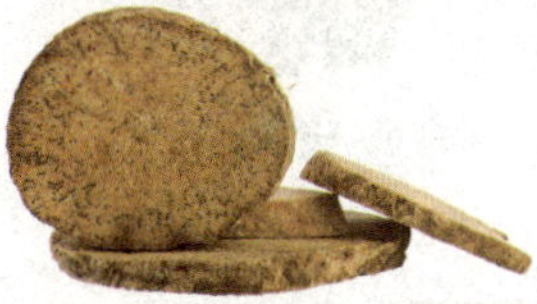

大黄

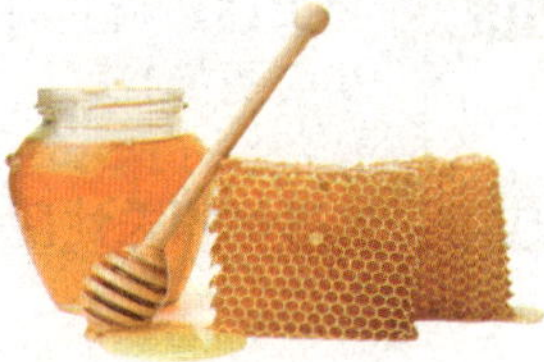

蜂蜜

处方 2

组成 大黄粉，姜汁适量。

用法 将大黄粉用姜汁调成膏状，制成1~2厘米的药饼，贴于神阙。

适应证 肿瘤相关性便秘。

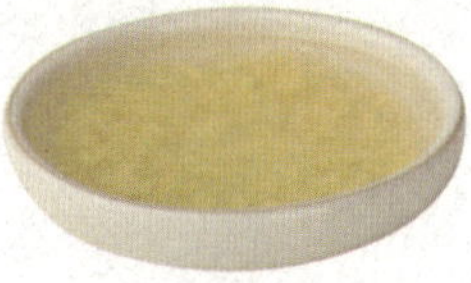

姜汁

处方 3

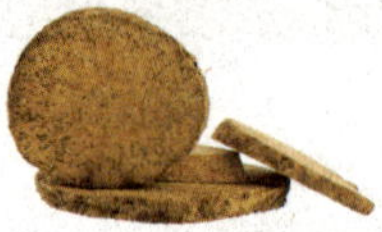
大黄

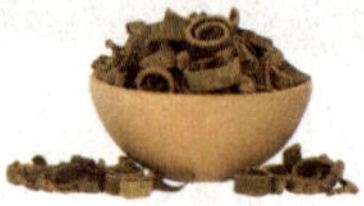
厚朴

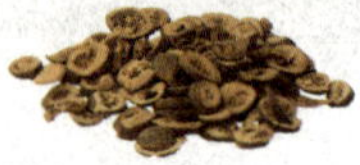
枳实

组成 大黄、厚朴、枳实各15克，炒莱菔子、冰片各10克。

用法 将上述药物共研成细末，凡士林调成软膏，贴于神阙、天枢4~6小时，24小时更换1次。

适应证 肿瘤相关性便秘。

肿瘤相关性厌食

概述

肿瘤相关性厌食指肿瘤患者食欲下降，引起食物摄取减少，进食量不到正常食量的一半或不能进食，伴有或不伴有体重下降。

病因

中医学对肿瘤相关性厌食并没有特定的病名，但按症状分可归属于传统医学中的“不食”“痞满”“虚劳”等范畴。

临床症状

脾胃虚弱型肿瘤相关性厌食 症状表现为厌食或食欲减退，面色萎黄，形体消瘦，倦怠少言，腹胀便溏，舌淡苔白，脉细。

胃脾阴虚型肿瘤相关性厌食 症状表现为食欲减退或不欲饮食，口渴心烦，手足心热，倦怠乏力，肌肉消瘦，唇干舌燥，舌红少苔或无苔，脉细数。

肝郁脾虚型肿瘤相关性厌食 症状表现为食欲减退或纳呆拒食，腹胀，便溏不爽，肠鸣矢气，或大便溏结不调，或腹痛欲泻，泻后痛减，伴见郁郁不乐，或急躁易怒，舌苔白或腻，脉弦或弦缓。

脾虚湿阻型肿瘤相关性厌食 症状表现食欲减退或不欲饮食，胸痞腹胀，倦怠嗜卧，午后或夜间发热，大便泄泻或不爽，小便短少，舌淡苔白而腻，脉滑。

脾胃阳虚型肿瘤相关性厌食 症状表现为食欲减退或不欲饮食，或拒食，胃脘痞满，腹痛绵绵，面黄神疲，舌质淡，苔白腻，脉沉迟。

贴敷处方

处方 1

组成 炙黄芪30克，醋三棱、醋莪术各15克，牵牛子、酒大黄、枳实、厚朴、佛手花各10克。

用法 将上述药物共研成细末，姜汁调成软膏，贴于神阙、中脘4~6小时，24小时更换1次。

适应证 肿瘤相关性厌食。

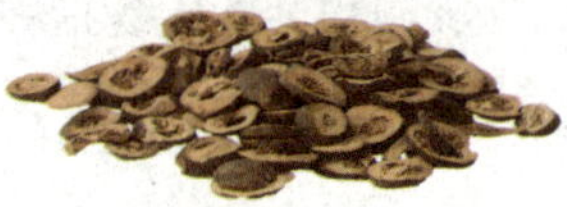

枳实

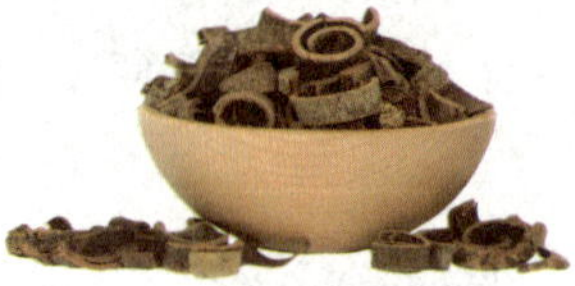

厚朴

处方 2

组成 山楂、山药、白术、麦芽、鸡内金、各50克，甘草、木香、莱菔子各30克，阿魏10克。

用法 将上述药物研成末，加入适量食醋调成糊状。贴敷于中脘、神阙、内关、足三里4~6小时，24小时更换1次。

适应证 肿瘤相关性厌食。

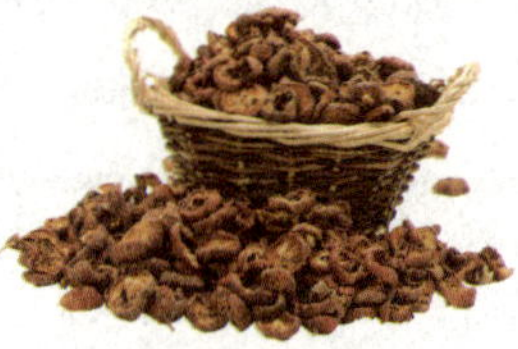

山楂

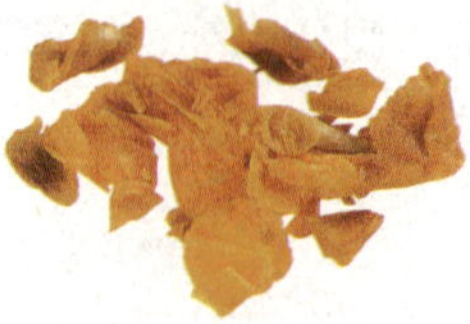

鸡内金

处方 3

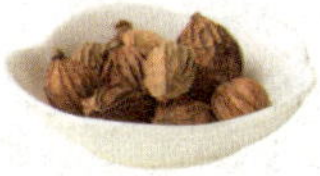
砂仁

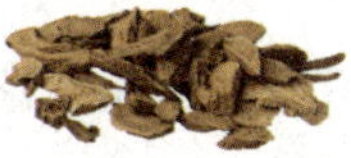
木香

冰片

组成 砂仁、木香各20克，冰片3克。

用法 将上述药物打粉用适量凡士林调配成膏状，贴敷于中脘、神阙4~6小时，24小时更换1次。

适应证 肿瘤相关性厌食。

处方 4

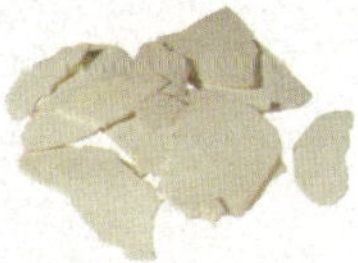
茯苓

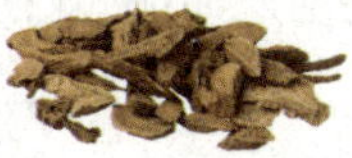
木香

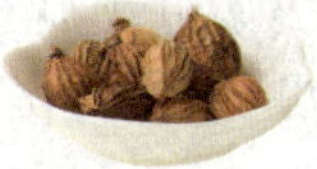
砂仁

组成 红参、炒白术、茯苓、木香、陈皮、砂仁、清半夏、炙甘草等分，姜汁适量。

用法 将以上药物研磨成细粉，用姜汁调成膏状，贴敷于中脘、神阙4~6小时，24小时更换1次。

适应证 肿瘤相关性厌食。

化疗所致恶心、呕吐

概述

化疗所致恶心、呕吐是指化疗过程中由化疗药物刺激胃肠道黏膜，导致胃肠道功能紊乱而引起的恶心、呕吐症状。

病因

中医认为，化疗药物被视为外邪，进入人体后产生“药毒”，这些“药毒”会损伤脾胃，导致脾胃功能亏虚、运化失常，从而引起恶心、呕吐。此外，化疗期间的寒邪、湿邪侵袭，情绪因素（如焦虑、紧张等）也可以加重恶心、呕吐的发生。

临床症状

实证 症状表现为呕吐清水痰涎，胃脘痞闷，不思饮食，头眩心悸，或逐渐消瘦，舌苔白腻，脉滑。

虚证 症状表现为恶心欲呕，或呕吐时作时止，食少便溏，脘腹痞闷，面色萎黄，神疲乏力，舌质淡，苔薄白，脉细弱。

虚实夹杂 症状表现为呕吐物多为清水痰涎，口黏腻不爽，舌苔厚腻，脉象多滑而无力。患者还可能伴有肢体沉重、头晕等症状。

贴敷处方

处方 1

组成 党参、白术、木香各15克，丁香、甘草、降香、陈皮各10克，沉香3克。

用法 将以上药物研成细粉，过200目筛，将细粉用姜汁调成膏状贴敷于中脘、神阙4~6小时，24小时更换1次。

适应证 化疗所致恶心、呕吐。

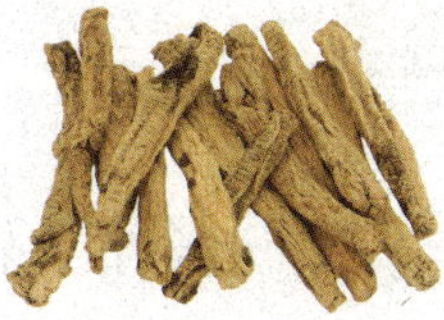
党参

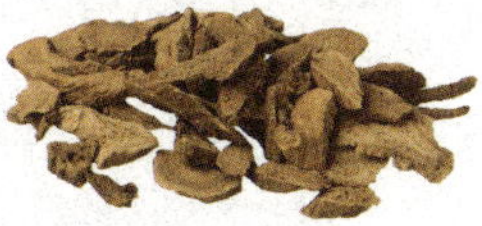
木香

处方 2

组成 党参、白术、木香各15克，丁香、甘草、焦山楂、焦麦芽、炒六神曲各10克。

用法 将以上药物研磨过200目筛，加适量姜汁成糊状贴敷于中脘4~6小时，24小时更换1次。

适应证 化疗所致恶心、呕吐。

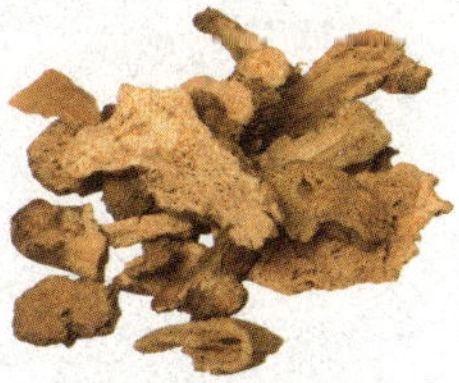
白术

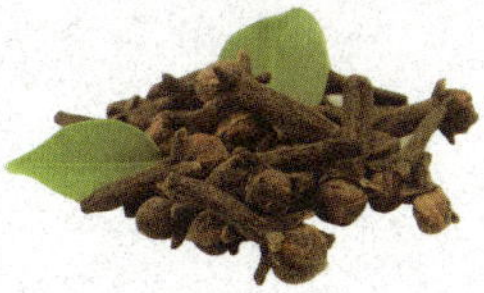
丁香

处方 3

组成 生姜、半夏、黄芩、黄连、代代花、佛手花、甘草各等分。

用法 将上述药物共研成细末，用蜂蜜调成膏状贴于双侧内关、中脘4~6小时，每日1次。

适应证 化疗所致恶心、呕吐。

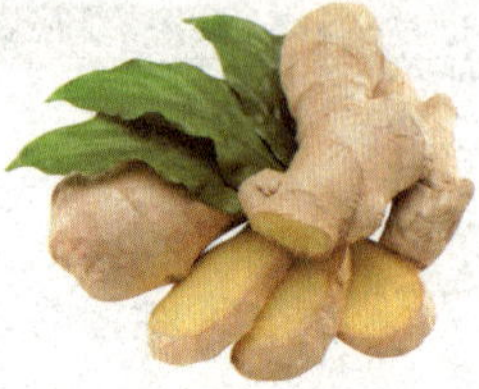

生姜

癌性疼痛

概述

癌性疼痛简称癌痛，是指由于肿瘤细胞浸润、转移、扩散或压迫相关组织引起的疼痛，也包括与肿瘤相关的其他因素所致的疼痛。例如，抗肿瘤治疗(手术、放疗、免疫治疗等)，以及患者心理、精神、社会、经济等方面因素。

病因

中医学将肿瘤所致的疼痛称为“癌瘤痛”，癌性疼痛的病因主要包括六淫邪毒，七情内伤、饮食不节、正气亏虚、与气滞血瘀、痰湿蕴结、癌毒内蕴有关。

临床症状

寒凝阻滞型癌性疼痛　绵绵作痛，遇寒、劳累时症状加重，舌苔白腻，脉虚细。

气机郁结型癌性疼痛　口以胀痛为特征，痛无定处，时短，脘腹胀满，舌质暗，脉弦，龈肿痛。口渴多饮，舌红苔黄，尿黄便秘，脉滑数。

痰湿凝结型癌性疼痛　症可见咳嗽气急，胸胁疼痛，或见咳唾引痛，咳逆喘促，或见腹胀如鼓，胀痛难忍，舌苔厚，脉滑细。

热毒凝结型癌性疼痛　持续性锐痛，症见灼痛，红肿，伴高热、口渴、喜冷饮，舌红苔黄，脉数。

血瘀阻滞型癌性疼痛　以刺痛为特征，触按疼痛，多有定处，舌质紫暗、有瘀斑，脉涩。

贴敷处方

处方 1

组成 片姜黄、黄柏、薄荷各15克，大黄、冰片、制川乌各10克，细辛3克，蜈蚣2条，土鳖虫10条。

用法 将上述药物共研成细末混匀，用蜂蜜调成膏状贴敷于疼痛处4~6小时后取下，24小时更换1次。

适应证 癌性疼痛。

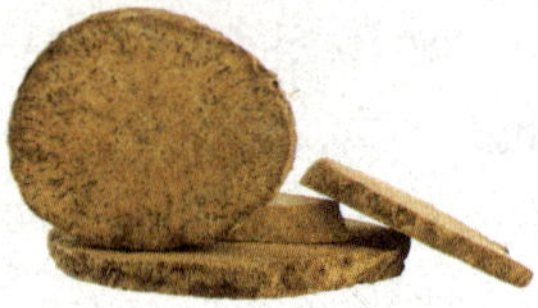

大黄

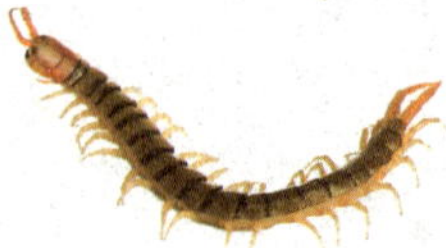

蜈蚣

处方 2

组成 片姜黄、黄柏、薄荷各15克，大黄、冰片、制川乌各10克，细辛3克，蜈蚣2条，土鳖虫10条，氮酮粉、醋适量。

用法 将以上药物共研成细末混匀，加入中药粉的3%氮酮粉，以醋调和成糊状，贴敷于疼痛处4~6小时后取下，24小时更换1次。

适应证 癌性疼痛。

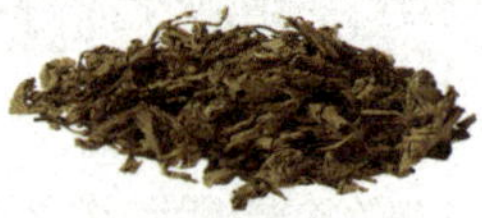

薄荷

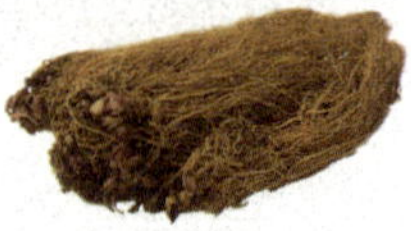

细辛